名医馆

王柏枝病临床经验荟萃

贾晓俊 主编

王柏枝 主审

中国中医药出版社

·北京·

图书在版编目（CIP）数据

王柏枝肾病临床经验荟萃 / 贾晓俊主编 . —北京：中国中医药出版社，2019.7

ISBN 978 – 7 – 5132 – 5509 – 7

Ⅰ . ①王… Ⅱ . ①贾… Ⅲ . ①肾病（中医）—中医临床—经验—中国—现代 Ⅳ . ① R256.5

中国版本图书馆 CIP 数据核字（2019）第 050717 号

中国中医药出版社出版

北京经济技术开发区科创十三街 31 号院二区 8 号楼

邮政编码 100176

传真 010-64405750

河北仁润印刷有限公司印刷

各地新华书店经销

开本 880×1230 1/32 印张 6 字数 149 千字

2019 年 7 月第 1 版 2019 年 7 月第 1 次印刷

书号 ISBN 978 – 7 – 5132 – 5509 – 7

定价 39.00 元

网址 www.cptcm.com

社 长 热 线 010-64405720

购 书 热 线 010-89535836

维 权 打 假 010-64405753

微信服务号 zgzyycbs

微商城网址 https://kdt.im/LIdUGr

官方微博 http://e.weibo.com/cptcm

天猫旗舰店网址 https://zgzyycbs.tmall.com

如有印装质量问题请与本社出版部联系（010-64405510）

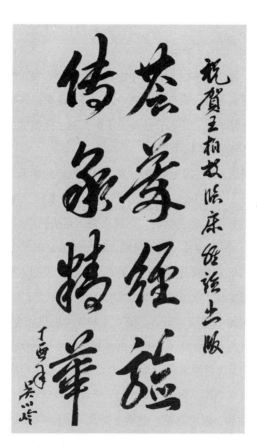

恭贺王柏教授临床经验出版

荟萃经蕴
传承精华

丁酉年
吴以岭

国医大师吴以岭为本书题词

前　言

　　王柏枝，男，80岁，湖北省中医院主任医师，资深专家，湖北中医名师，武汉中医名师。曾任湖北省中医药研究院附属医院院长、肾病研究室主任，兼任湖北省中医肾病专业委员会副主任委员、武汉市中医肾病专业委员会技术顾问。

　　王老是全国首届名老中医药专家李丹初教授的学术经验继承人，也是湖北省首届、全国第五批名老中医药专家学术经验继承工作指导老师。王老勤奋好学，刻苦钻研，广博众采，开拓创新，颇具大医风范。从医50余载，精于内科，擅长肾病，数十年来在继承先师李丹初教授的学术经验基础上，反复实践，不断总结，不断发掘，努力提高，积累了丰富的临床经验，取得了丰硕的成果。

　　我们编写此书是为了全面总结王老的学术思想和宝贵的临床经验，传承名老中医药专家的学术经验，继承和弘扬中医药文化，更好地为广大人民群众的身体健康服务，并为后世医辈提供借鉴和指导。

　　本书分医家小传、肾病学术思想、慢性肾病施治特色、肾病和男科及内科杂病治验、医论选粹（包括王老及弟子们发表的部分学术论文）等部分，其中疾病治验部分对王老临床诊治急慢性肾炎等病证的百例临床医案进行了系统整理、分析，重点介绍了王老在传承先师的学术经验基础上，通过长期的临床实践而总结创制的"十大验方"，如："芙蓉尿感清"治疗急性尿路感染药到病除，立竿见影；"肾毒清丸"治疗慢性肾功能衰竭，可使患者转危为安；"防反跳方"治疗肾病综合征激素撤减后期的反复反弹，从而解除患者的痛苦，最终获得痊愈等。

此书的编写特点：①理论与实践相结合，重点在实践；②辨证与辨病相结合，突出辨证施治；③病案举例、证型、治则、处方以及诊疗过程的变化及按语力求客观、完整。

本书的出版得到湖北省中医管理局和湖北省中医院的大力支持，编者所在的湖北省中医院肾病科全体同仁给予了热情的鼓励和帮助，在此一并致谢！

由于时间仓促，加之编者水平有限，疏漏之处在所难免，敬请同道不吝赐教，以便再版时更正！

编委会

2018 年 9 月

目 录

医家小传

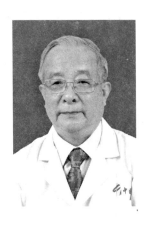

王柏枝，男，汉族，湖北省中医院主任医师，湖北中医名师、武汉中医名师。1938年12月28日生于湖北省仙桃市（原沔阳县）杜家乡红旗村。14岁从沔阳初师毕业后跟随祖父王兰溪名老中医学习中医3年，1956年2月参加全县中医考试，以第一名的优异成绩被录用，分配到沔阳县卫生院中医门诊工作。1958年8月于湖北省中医进修学校函授毕业，1971年作为中医骨干被选送到湖北中医学院附属医院进修深造，师承全国名老中医专家李丹初教授。在1年多的进修过程中，深得李老的厚爱，与李老结下了良好的师生情缘。1985年，李老向组织提出请求，点名要将王柏枝调入湖北省中医药研究院跟随其从事临床诊疗和科研工作，传承其学术经验。1990年王柏枝被选定为全国首届名老中医药专家李丹初教授的学术经验继承人，3年跟师期满，考核合格，获得了出师证书。曾任湖北省中医药研究院附属医院院长、肾病研究室主任等职，兼任湖北省中医肾病专业委员会副主任委员，湖北省中西医结合肾病专业委员会常务理事，武汉市中医肾病专业委员会技术顾问。2011年被选定为湖北省首届名老中医药专家学术经验继承工作指导老师，2012年被选定为全国第五批名老中医药专家学术经验继承工作指导老师。

"仁术丹心，精医厚德"乃王柏枝习医之座右铭。在跟随祖父学医时他就勤学苦读，熟读经典，苦学古籍，博学名医之医理医案。20世纪 60 年代中期自编了常用中药 200 首歌括，以加强记忆，夯实功底，如"麻黄性温味苦辛，专入肺与膀胱经，风寒咳喘之疾病，寒伤太阳服之灵"等。70 年代中期，在东荆河水利工地医院，参加流行性出血热的防治工作。对于出血热的发热关，尤其是那些高热不退，烦热渴饮的病人，很多医生都感到棘手，王柏枝却没有退缩，而是反复研究，运用中医理论进行辨证论治，和药剂人员日夜轮流煎煮"牛角石膏汤"让病人代茶饮，配合自拟的"清解汤"，有效地缓解了发热期，并使病人顺利通过少尿期、休克关，降低了死亡率，得到了水利工程指挥部和工地医院的好评。王柏枝还积极开展中医中药治疗急腹症的临床研究，如急性胰腺炎比较难治，临床主要有"痛、呕、热、闭"四大症状，王柏枝采用"下法"为主治疗急性胰腺炎病人 28 例，无一例死亡，取得了满意的疗效。为了提高临床疗效，王柏枝常常亲自深入田间地头采集中草药，为病人煎煮熬药，得到病人的信任和高度赞扬。如他用采集的中药煎制成排石汤，加用电针穴位疗法，治疗胆囊炎胆石症，取得了排石率达 67.7% 的显著疗效，其中排出的最大结石达 2.8cm×3.1cm。也因此在全县科技大会上受到表彰，被县委、县政府授予甲等劳模荣誉称号。

1986 年调入湖北省中医药研究院，跟随李老门诊、查房、会诊及临床科研。在侍诊过程中，王柏枝并不是单纯的抄方，而是认真收集病史，严格书写病历，充分提供辨证依据，使老师一目了然，便于处方用药。同时还随时回顾、温习，看所书写的病情是否抓到了要领，是否符合老师的判断和用药，这样才能深刻领会和掌握老师的学术思想和诊治经验。在跟师过程中，主持参加了国家中医管理局课题"优化尿感验方对慢性肾盂肾炎的临床观察与实验研究"、省级课题"肾复康对慢性肾炎低蛋白血症的疗效观察"和"电脑储存李丹初治疗慢性肾炎的经验"，撰写论文 50 余篇，在《中医杂志》等期刊上发表。

王柏枝从事中医临床 50 余载，医技高超，见解独特。他精于内科，擅长肾病，在继承李老学术经验的基础上，不断地开拓创新，对肾脏疾病、前列腺增生肥大和性功能减退、阳痿、不育等病证的诊治积累了丰富的临床经验，如"尿感清验方"治疗急性尿路感染，"通前方"治疗前列腺增生、肥大，"防反跳方"治疗肾病综合征，祛痰湿、化瘀滞的"降脂验方"治疗高脂血症，"起痿丸"治疗阳痿，"祛湿益肾化瘀方"治疗高尿酸血症等均获得较好的效果。王柏枝反复强调辨证施治、治病求本、攻补兼施、标本同治的重要性，十分注重疏理气机、调理脏腑、燮理阴阳、健脾补肾、益气化瘀，并总结了慢性肾病施治的六大要点。临证牢记肾为先天之根、脾为后天之本的根本原则，以平衡阴阳、阴阳互根、阴阳消长等理论指导临床实践。

王柏枝认为慢性肾病虽以培补脾肾为大纲，但仍需分清阴阳气血虚损的主次偏重之不同和湿热瘀滞之兼夹因素，分别调治。滋阴补肾要注意滋而不腻，温而不燥，同时考虑肝肾同源，使脾气充、肝血足、肾精固，以达先天生后天、后天助先天、固摄精血的作用，这样往往可以收到独特的效果。王柏枝在长期临床实践的基础上，总结研制了"复方虫草胶囊""肾复康片""降氮胶囊"等系列医院制剂，均获得省药监局的批准文号，广泛应用于临床，对治疗急慢性肾炎、肾盂肾炎、肾病综合征低蛋白血症、慢性肾功能不全等疾病效果满意，深受广大肾病患者的好评，闻名遐迩，慕名求医者众多，遍及全国各地。

王柏枝医德高尚，作风朴实，数十年如一日，早上班，晚下班，尤其是近几年，虽年事已高，多病缠身，但无论是风霜雪雨，还是严寒酷暑，仍然坚持每周 3 次门诊，并且每天都提前半小时上班；接诊病人时耐心细致，反复问诊、细心诊察，然后处方用药。有些重病患者，思想包袱较重，王柏枝还要进行心理疏导，等到看完病人，往往会到下午 1

点或者 2 点才能下班。

　　王柏枝视患者为亲人，患者都十分感动，交口称赞。几十年来，经王柏枝治愈者数以万计。如某大学一年轻教师，性功能障碍，领取了结婚证却不能举办婚礼，多处求医罔效，众医多以补肾立法，阳事越补越痿，王柏枝经详细询问病史，辨为湿热所致，投药数月，获得痊愈。患者不胜感激，举行婚礼时，特邀王柏枝赴宴，以表谢意。安陆一肾功能衰竭患者，血肌酐达 600μmol/L，经治疗后病情明显好转，血肌酐下降 60%，患者及家属非常感激，送王柏枝 4000 元红包致谢，被王柏枝婉言谢绝。侨居美国一中年患者，结婚多年未育，性功能障碍，精液检查异常，婚姻出现危机，后经人介绍求医于王柏枝，服丸药 2 料，半年后生育一女，全家高兴不已，家人带着厚礼及婴儿照片专程拜谢，逢人便夸王柏枝医术高明，并盛情邀请王柏枝赴美旅游也被王柏枝谢绝。类似的例子举不胜举。王柏枝常说："医生看病，这是职责所在，不仅要看病，而且要看好病。"

　　繁忙的临证之余，王柏枝还勤于思考，钻研总结，发表学术论文。主要有《慢性肾炎蛋白尿的治疗专题笔谈》《李丹初肾虚证治验案》《李丹初治慢性肾病经验简介》《李丹初劳淋三法》《李丹初医技绝招》《芙蓉清解汤治疗尿路感染》《补虚泻实、化瘀降浊治疗慢性肾功衰的临床观察》《慢性肾炎施治要点》《阳痿治验》《排石汤加电针疗法治疗胆囊炎胆石症 90 例观察》《运用下法为主治疗急性胰腺炎 28 例临床报告》等。

肾病学术思想

　　王柏枝是全国首届名老中医药专家李丹初教授的学术经验继承人，在长期的临床实践中，努力传承，不断总结，反复实践，创新发展，积累了丰富的临床经验，创制了许多有效验方，如肾炎蛋白尿验方肾复康、尿路感染验方芙蓉尿感清、防反跳方治疗肾病综合征应用激素撤减后期的反复反弹、肾毒清丸加补肾养血汤治疗慢性肾功衰、通前方治疗前列腺增生肥大、降脂方治疗高脂血症、起痿丸治疗阳痿早泄、降尿酸方治疗高尿酸血症、益气养阴活血方治疗糖尿病肾病等，深受全国各地广大患者的好评。同时，在努力继承的基础上，还不断地丰富和发展了先师李丹初教授的肾病学术思想。

一、谨守病机

　　病机学说是阐明疾病发生、发展和变化规律的学说，旨在揭示疾病的本质，是对疾病进行正确诊断和有效防治的理论基础，包括疾病发生的机理、病变的机理、病程演变的机理。《素问·至真要大论》中指出："谨守病机，各司其属。"深刻阐明了掌握病机的重要性。

　　王老认为，中医病机就是"两条"，一个是《内经》"病机十九条"，一个是《伤寒论》"六经病病机"。

　　病机十九条，主要根据脏腑、经络、气血阴阳的生理功能的常异，结合多种不同病因，把许多错综复杂而又类似的症状，归纳在病机十九条之内，指导临床应用，起到执简驭繁的作用。

　　张仲景在《伤寒论》中将六经病机分为实、虚两大类，概括更广。实为阳，即六经的"三阳"；虚为阴，即六经的"三阴"。实证分为在表即太阳，在里即阳明；虚证分为在里之中焦即太阴，在里之全身即少阴；虚实错杂在里者，偏于实为少阳，偏于虚为厥阴。六经只有"太阳"属表，其他皆属里（含半表半里）。六经辨证的框架，可以确定辨证论治的大方向，而包含于六经框架之内的具体病性"虚实、寒热、气血津液"和具体病位"表里、上下、脏腑经络"则是六经体系的"精细化"。

王老也用阴阳五行、生克乘侮理论来解释脏腑之间病理上的相互影响以及疾病的传变规律，在疾病发展和转变上，既看到了五脏相互联系、经脉依次传变的一般规律，又指出了疾病的传变也有不循经发展的特殊情况，把矛盾的普遍性和特殊性统一起来，体现了王老丰富的辩证法思想。他还通过阴阳五行学说和藏象学说等把人体同外界环境及人体内部各脏腑经络之间的相互联系、相互制约的关系结合起来，认为人体的生理病理就是正邪的统一，既强调了正气在发病过程中的决定作用，又重视邪气的重要作用，把疾病看成是人体内外环境邪正斗争的表现，是人体阴阳相对平衡状态受到破坏的结果。既注意到病变局部与整体的联系，又注意疾病的发展和传变；既看到疾病传变的一般规律，又注意疾病传变的特殊情况，从整体联系和运动变化的观点来认识疾病的发生、发展和变化过程，坚持了唯物辩证的病理学观点。

而要做到真正掌握，必须在继承发掘上下功夫，必须在临床实践中反复体验。王老认为，临床首要的功夫是谨守病机和辨证准确。中医不论是依照六经病机辨证，运用经方，还是依照"病机十九条"进行辨证，都是依据许多症状而归纳总结的辨证规律。有时一个症状就可能是辨证的关键，而一个症状的疏漏，也就有可能造成辨证的失误。

王老认为，中医学的理论核心，就是病机学。他一直强调要谨守病机。正如《类经》云："病机为入道之门，为跬步之法。"谨守病机，论得其本，燮理脏腑，举一反三，这是当代中医弘扬国粹的重要途径。

同样，王老对于肾病的诊治，十分强调辨证施治。他认为辨证是前提，施治是关键；辨证是纲，施治是目，纲举目张。根据中医学的理论和临床的反复观察，王老认为肾病的发病，其主要病变是：外，源于邪的侵袭；内，与脾肾功能失调密切相关。

外邪，主要是风寒湿的侵袭。《素问·气交变大论》云："岁土太过，雨湿流行，肾水受邪……体重烦冤。""岁水太过，寒气流行，邪害心火……甚则腹大胫肿"。指出寒湿可致腹大、胫肿、身体沉重。《证治要诀》进一步做了阐述："有一身之间，惟面与双脚浮肿，早起面甚，晚则脚甚。"

内在因素，脾为后天之源，肾为先天之根，两者相辅相成。《医源》论："土来制水，水得下降之阳气所制，则知周输泄，不似泛滥无归矣。"若饮食失调，形体劳倦则伤脾，遂致水湿泛滥。肾藏元阳，主水，司气化，若房事不节，纵欲无度或病延日久，使肾阳式微，气化失常，则水津停蓄，泛于肌肤，遂致周身浮肿，按之没指。诚如朱丹溪所言："惟肾虚不能行水，惟脾虚不能制水……肾水泛滥，反得以浸渍脾土，于是三焦停滞，经络壅塞，水渗于肌肤，注于肌肉而发肿矣。"《诸病源候论》亦云："水病者，由脾肾俱虚故也。肾虚不能温化水气，脾虚不能制水，故水气盈溢，渗溢肌肤，流遍四肢，所以通身肿也。"进一步阐明了脾肾功能失调与本病水肿的因果关系。水肿的程度取决于阳气的盛衰，"阳旺则气化，水即为精；阳衰则气不化，而精即为水"。阴阳互根，坎水离火，相互交济，慢性肾炎迁延日久，特别是病至肾功能不全阶段，阳虚必然导致阴损，出现真阳衰微、真阴亏耗的病理改变。

王老认为，蛋白尿的形成，主要由于脾肾亏损所致。脾主升清，肾主蛰藏，唐容川谓："脾土能制肾水，所以封藏肾气也。"从另一个角度强调了脾的重要地位。《内经》云："肾者，胃之关。"说明了脾胃的纳谷化精、升清降浊的根本实在于肾。肾亏则关门不固，升清失权，遂致精微物质下流。血尿是慢性肾炎的又一特征，其病机主要是肾阴亏损，虚热伤络，血溢于外所致。若热毒内蕴伤及血脉，亦可使然。

王老认为人体是一个有机的整体，五脏之间密切相关，若脾肾亏损日久势必累及他脏。肝为肾之子，肝木赖肾水涵养，肾亏则肝木失养，阳气偏亢上扰清窍，遂致眩晕、头痛诸证；若脾肾衰微，清阳不升，浊阴泛滥，充斥三焦，则上扰胃腑，下阻膀胱，发为关格。《证治汇补》指出："既关且格，必小便不通，且夕之间，陡增呕恶，此因浊邪壅塞三焦，正气不得升降，所以关应下而小便闭，格应上而生呕吐。"从而导致慢性肾衰竭。慢性肾病的病变主要反映在脾肾而波及五脏，外邪侵犯，形体劳倦，脾肾亏损，阳气式微，阳损及阴，五脏俱败，阳衰阴微，是其主要的演变过程。究其根本，无非脾肾为病，然又非独脾肾为病也。

二、抓住虚实

王老认为，慢性肾病病程缠绵，其根本病机为本虚标实、虚实夹杂，在病程的不同时期本虚与标实各有侧重，辨证之时必须分清虚实。

辨本虚时，以脏腑辨证为主，辅以气血阴阳辨证；辨标实时，分清内外之邪，虚实明辨才可避免犯虚虚实实之误。补虚时，随脏腑之异、阴阳之别而主次分明，抓住主脏，兼顾他脏，平补为宜；祛邪时，抓住主要病邪，祛与防并重。

王老反复强调，治疗肾病要明辨机理，分清虚实，不忘标邪。本在脾肾，不唯独治其肾；急则治标，缓则治本，标本同治；暴病多实，久病多虚，然多实不是皆实，多虚不是皆虚，虚中有实，实中有虚，虚实夹杂。临床所见慢性肾病多是虚实夹杂之证，虚中有实，实中有虚，病机复杂，是一个动态的变化过程。有正气虚而致邪实，有邪气盛而致正气虚；有上实下虚，下实上虚，同时病性上还有真实假虚和真虚假实等。因此只有明辨病机，抓住本质，才能辨治准确，否则极易导致误治。同时也说明正气虚而致邪实，是因病程长久或误治等原因致正气不足，无力驱邪，致病邪积聚是为根本。

实证其治首重攻逐邪实。或汤剂猛攻，或散剂轻攻，或丸剂缓攻，以除实邪。对于虚实真假，更应掌握疾病的病机，抓住本质，所谓真实假虚证，真实是病本为实，邪气有余，虚象产生是因邪气壅盛，经络阻滞，气血不畅，正气难以外达所致。

虚实夹杂注重祛邪。实邪能够损伤正气，同时也决定着病情的发生发展及转归，关系到患者的安危。《内经》云："邪去则正安。"故应先攻其邪，而后扶正，可处以丸剂，使羸瘦之体可受，缓中补虚，虽不主补但是借攻为补，其虚也因瘀去新生而得复原，此即《内经》"去故求新，乃得真人"之意。

虚实夹杂不忘扶正。注重攻邪，并非就忽视扶正，对于疾病虚实夹杂，扶正才能使机体抵抗病邪，并有能力祛邪外出和阻止邪气积聚深入。另外攻逐药大都败伤胃气，损伤正气，而此时患者正气已经虚损，如不注意扶正，则致虚者更虚，使病情更加严重复杂。《内经》曰："正气存内，邪不可干。"王老在辨治虚实夹杂证时，方药中无不体现着攻邪不忘扶正的思想，运用不同的药量、剂型、服法，以保障邪实可攻，而攻又不损虚败胃。

虚实的转化，取决于其人禀赋之强弱、受病之久新、证候之重轻以及治疗得当与及时否。正气盛，精气盛，抵抗力强，病势向愈；正气虚，精气夺，抵抗力弱，转化为逆。由虚转实，正气恢复之佳兆；由实转虚，正气内夺，不能抗邪之逆候。在疾病的辨治过程中，虚与实总在发生着量变和质变的转化运动，这要求根据疾病脉症变化，进而了解疾病的虚实转化，随证治之。

虚实转化的过程中，常有似虚非虚、似实非实的混淆现象，此即"大实有羸状，至虚有盛候"。临床遇到此类病人，必须透过现象看本质，详析疑似，辨其真伪，则可药病相当，成功有望，也就是说证有百变，治随证转，"观其脉症，随证治之"。

虚实夹杂证的辨治原则虽有其鲜明的规律性，但应该根据具体情况灵活掌握，虚实夹杂证的关键是抓住疾病的病机，辨治的重点是攻邪，急则治其标，同时注意扶正，并根据病机而有所侧重。

王老指出，辨证论治乃中医之精髓所在，明辨病因、发病机理始能正确辨证，辨证准确才能正确立法，合理遣方用药，做到理、法、方、药合拍，这其中明辨机理是基础。他认为慢性肾病的病因不外内因、外因。内因多为禀赋不足，饮食起居失调，以及七情过用，身劳过度和病后体衰等，这些因素会损伤人体正气，尤易损及肺、脾、肾三脏，致其阴阳失衡，机能失调；外因则为外感六淫、疮毒之邪以及肾毒药物，而外感是诱发或加重病情的重要原因。

慢性肾脏病的基本病机为本虚标实证。本虚证又以肺肾气虚、脾肾气虚、脾肾阳虚、肝肾阴虚、气阴两虚为多。肺肾气虚往往见于慢性肾脏病的初期，患者常常合并有外感症状，或由外感迁延引发本病；脾肾气虚往往见于疾病的早中期，患者常常合并有消化道症状，如纳呆、脘腹胀满、大便稀溏等；脾肾阳虚往往见于疾病的中晚期，常与患者体质有关，此类患者多由脾肾气虚转化而来，合并阳虚水泛之症，如全身浮肿、畏寒肢冷等，因水为阴邪，久不得消散，从而损伤阳气；肝肾阴虚亦常见于疾病的中晚期，患者常常合并有头晕、视物模糊、高血压等症状；气阴两虚则可见于疾病的早、中、晚各期，因肺、脾、肾气虚影响了人体精微物质的化生与转化，以及分清泌浊功能的失调，导致阴精亏耗而形成气阴两虚。在辨证本虚时以脏腑辨证为纲，虚证虽涉及多个脏腑，如肺、脾、肝，然核心在肾，临证之时需牢牢抓住关键不放；本虚则以气虚为基础，可发展加重为阳虚，或耗损阴精而成气阴两虚。

王老指出，慢性肾脏病标实之邪不外风邪、水湿、湿热、湿浊、瘀血等。风邪伤肾早在《内经》中就有记载，《素问·水热穴论》曰："勇而劳甚则肾汗出，肾汗出逢于风，内不得入于脏腑，外不得越于皮肤，客于玄府，行于皮里，传为浮肿，本之于肾，名曰风水。"风为百病之长，易兼夹他邪合而为患。风性轻扬，"风邪上受，首先犯肺"，所以在疾病初期往往有肺卫外感症状，因"足少阴之脉……循喉咙，挟舌本"，风邪易循经入里伤肾，或因母病及子，风邪内移而伤肾。亦有因肝肾阴虚，肝阳化风，虚风内动，内外相引，而致病情缠绵加重者。湿有外湿、内湿之分，《瘴疟指南》云："湿有内外之殊，外感则入经络而流关节，内伤则由脏腑而归脾肾。"外湿或由风邪兼夹入里伤肾，内湿则由脾肾亏虚而生，《素问·至真要大论》云："诸湿肿满，皆属于脾。"《素问·水热穴论》云："肾者，胃之关也。关门不利，故聚水而从其类也。"脾主运化和水液的输布，肾司开阖，两者功能失调，导致水湿停聚。由于水湿的存在，湿热的形成就有了基础。湿与热密不可分，《素问·至真要大论》云："水液浑浊，皆属于热。"徐灵胎云："有湿则有热，虽未必尽然，但湿邪每易化热。"吴昆在《医方考》中说："下焦之病，责之湿热。"肾居下焦，在慢性肾炎疾病中湿热之邪极为普遍。浊与湿同类，湿轻浊重，积湿成浊，湿易祛而浊难除。水湿蕴久不化，积淀而成湿浊之邪，留滞不去，而致病情缠绵反复。肾气亏虚，气虚无力行血，导致血行缓慢，可形成瘀血。慢性肾病日久，阳气不足，阴寒内生，失于温煦，血行缓慢而为瘀。《灵枢·痈疽》曰："寒邪客于经脉之中，则血液不通。"所谓久病必瘀。瘀血与水又密切相关,有谓"血不利则为水""瘀血化水,亦发水肿,是血病而兼水也"。在辨证标实时常常会考虑患者的体质、病程及服药情况,指出水湿是标邪的基础,而湿热在临床最常见。

王老认为,慢性肾脏病本虚虽有肺、脾、肾三脏之别,有气、阴、阳虚之异,然以脾肾气虚最多见,这也是发展至其他虚证之基础;而标实之邪则以水湿为基础,或因体质,或因气候及生活环境,或因使用药物,或因病程迁延而演变成其他标邪,这其中湿热之邪最常见,肾虚湿热是慢性肾炎的基本病机。在临证施治时常以益肾清利为基本治法,处方以生黄芪、太子参(或潞党参)、炒白术、淮山药平补脾肾之气,用白茅根、土茯苓、车前子、白花蛇舌草、薏苡仁等药清热疏邪,利湿解毒,并在此基础上进行辨证加减,合理组方。

慢性肾病脏腑之虚以肾虚为核心,然而脾与肾为先后天之本,肾所藏之精充足与否,与脾的后天滋养息息相关,且两者有相资之功能,故补肾必兼健脾,脏腑之虚,平补为宜。从脾论治慢性肾炎蛋白尿,从一个侧面强调了慢性肾炎补脾的重要性。王老指出,对补益脏腑之虚应遵从《内经》之"平治于权衡"的治则,治以平补平泻,忌用滋腻燥热之品。补益脾肾之气多选用生黄芪、太子参(潞党参)、白术、茯苓、淮山药、生薏苡仁,随证加减。肾虚腰痛,加杜仲、续断、桑寄生补肾壮腰;肺虚,加百合、麦冬;脾虚失健,大便不实,加白扁豆健脾祛湿助运。伴见阴虚,改潞党参为太子参益气养阴,并分脏加味,肺阴虚,加南沙参、北沙参、麦冬、玄参、百合;肾阴虚,加生地黄、熟地黄、山茱萸,甚者用龟甲、鳖甲;肝阴虚,加制首乌、墨旱莲、女贞子等。伴阳虚者,加温而不燥之品如仙灵脾、巴戟天、菟丝子;尿频量多色清,肾气不固者,加用益智仁、金樱子、台乌药、芡实。

王老还非常强调药物的配伍，对确有阴虚明显者，在使用滋腻药物时常常加用芳香化湿、健脾助运之品以防碍胃，如苍术、白术、藿香、佩兰等；阳虚明显者，常用温而不燥之品，而非大热大燥，并擅于阴中求阳，缓缓图之，运用温燥药（如制附片、肉桂等）时注意要量小、时短，见效即减。

风邪善行而数变，其性轻扬，风邪袭表，自皮毛、咽喉而入，肺卫不固，则由表入里，风邪内侵，日久入络，潜伏于肾，痹阻肾络。王老认为，治宜补肺固表，拒邪于外，疏散风邪，固卫为先，以防邪害空窍，填空窍以堵截外风。《内经》明言所谓空窍者乃指毛窍及腠理而言。药物常选用防风、荆芥，与补虚之生黄芪、炒白术相配，取玉屏风散之义以未病先防。若平素易汗出、腠理不固者，选用白芍、生牡蛎、桂枝以调和营卫、敛阴固表。若风邪已侵袭肺卫，则据风热或风寒之异选用金银花、连翘、白茅根、芦根或桂枝、紫苏叶、羌活以疏散风邪。若风邪入里，伏于肾络，选用虫类药如白僵蚕、蝉蜕、全蝎以搜风通络，或以藤类药石楠藤、青风藤、鸡血藤祛风活络。若肝风内动，内外风邪相引，则病情复杂，症状多变，选用天麻、钩藤、女贞子、墨旱莲以养肝息风，使在内之肝风不动，先去其内应而勾结之患除，虽有邪风，孤立无援，亦将自退。王老治疗风邪，重点体现了"上工治未病"的思想，强调防优于治，处方中常取玉屏风之义。

王老认为，慢性肾炎缠绵难愈，关键在于湿邪留滞。湿又易化热，每每湿热兼夹为患，所以标实之邪以湿热最常见，湿热之邪作为慢性肾炎的主要病机贯穿于整个疾病发展的全过程。所以王老强调清热利湿治法应贯穿疾病之始终。湿热蕴结中焦，常用辛开苦降之法，药用黄连、干姜、制半夏、陈皮，取半夏泻心汤及黄连温胆汤之义，并加入化湿行气之藿香、佩兰、砂仁、白蔻仁、佛手等。湿热下注，蕴结下焦，常用清热利湿之法，药用知母、黄柏、肉桂，取滋肾通关丸之义；苍术、黄柏、生薏苡仁，取四妙丸之义。王老还特别强调脾虚生湿，常用健脾助运之法以绝生湿之源，药用香砂六君、参苓白术之类。

湿邪久留，积淀成浊，湿浊难化，可成浊毒之邪。王老认为，慢性肾炎日久，除清热利湿之外，尚需祛湿泄浊解毒。湿浊阻滞中焦，脾胃失健，常用芳香和胃、祛湿化浊之厚朴、苍术，取平胃散之义。湿浊毒邪蕴结下焦，常用土茯苓、蒲公英、白花蛇舌草、忍冬藤等清热利湿解毒之品。

慢性肾炎病久多瘀，《诸病源候论·虚劳积聚候》曰："虚劳之久，血气凝滞，不能宣通经络，故积聚于内也。"王老认为，慢性肾炎病人的临床表现没有单独的血瘀证，瘀总是与湿、热、浊毒等邪兼夹为患的，因此常在辨证基础上加入活血药以行而消散之，常用桃仁、红花、赤芍、当归，取桃红四物及血府逐瘀之义。效果不显著或血瘀积聚者，加入破血药，如三棱、莪术、制大黄，甚至虫类药如全蝎、蜈蚣、水蛭、地鳖虫等取大黄䗪虫丸之义以破除瘀血，祛瘀生新。同时强调血与水的关系，重视"水分"与"血分"的转化，常用泽兰、益母草、虎杖等以活血与利水兼顾。

王老治疗慢性肾炎并不拘泥于单纯中药汤剂，而是方法多样，中西相参，往往汤、散、丸剂配合，以及中药外敷、熏蒸、泡脚等多种途径综合治疗，同时配合饮食调摄及情志疏导。临床上常常选方用药味数不多，剂量不大，但治疗方法灵活丰富，疗效显著。如对水肿明显者，常配用乌鱼、蒜头煨汤作为扶正利水的食疗，用玉米须煮水代茶以降蛋白尿。

对慢性肾炎病情相对稳定的患者，常常使用中药膏方或丸药替代中药煎剂培本调治，以巩固治疗效果。同时坚持中西医相参，辨证与辨病结合，十分重视实验室检查的结果。对镜下血尿或尿红细胞计数增高者，常选用大小蓟、白茅根、茜草炭、生地榆等，并重用景天三七解郁止血，乌梅炭酸敛止血，参三七化瘀止血；管型尿，选用猫爪草、仙鹤草；高脂血症选用泽泻、生山楂、荷叶、玉米须、决明子等；高尿酸血症，选用丝瓜络、玉米须煎汤代茶饮；低蛋白血症，重用炙黄芪、紫河车、全当归以补气养血。

总之，王老治疗慢性肾炎擅于从总体出发，把握病机，分清虚实，补虚泻实，选方精当，用药独到，且方法多样，故临床屡治屡验，疗效显著。

三、平衡阴阳

阴阳学说渗透到中医学领域，对中医学的形成和发展产生了深远的影响。正如《灵枢·病传》所谓："明于阴阳，如惑之解，如醉之醒。"《景岳全书·传忠录》所说："设能明彻阴阳，则医理虽玄，思过半矣。"

《素问·至真要大论》云："谨察阴阳所在而调之，以平为期。""调气之方，必别阴阳，定其中外，各守其乡。内者内治，外者外治，微者调之，其次平之，盛者夺之，汗之下之，寒热温凉，衰之以属，随其攸利。"都是强调要根据阴阳病变之所在而论治。

历代医家都注重调补阴阳，所谓"阳病治阴，阴病治阳"（《阴阳应象大论》），"调其阴阳，不足则补，有余则泻"（《素问·骨空论》）。然而阴阳的虚实补泻，有先后之别，"阴盛而阳虚，先补其阳，后泻其阴而和之；阴虚而阳盛，先补其阴，后泻其阳而和之。"（《灵枢·终始篇》）其实质是指扶正为先、祛邪在后的一种治疗方法。

阴阳法则既是把握和分析人体组织结构、生理功能、病理变化、辨证论治的基本法则，也是养生保健、延年益寿的重要纲领。"法于阴阳，和于术数"为中医的至理名言；"阴平阳秘，精神乃治"为最终治疗目标。

王老在阴阳理论指导下，通过长期的临床实践，积累了大量的行之有效的肾脏病治疗方法和技巧，其基本点就在于燮理阴阳，调整阴阳的偏盛、偏衰，使其复归于"阴平阳秘"的动态平衡状态。阴阳之法，运用之妙，在乎一念，正如清代医家徐灵胎所说："审其阴阳之偏胜，而损益使平。"可以说，"损益使平"是调补养生的关键，是燮理阴阳的具体体现。

肾脏病的治疗经历了一个人体阴阳平衡的破坏、恢复，再破坏、再恢复，直至达到新的相对平衡的变化过程。王老认为，肾脏病治疗过程中的病理生理改变，能反映中医阴阳平衡观的学术思想。例如阴阳平衡失调表现于激素治疗肾病综合征的不同阶段。因此，在治疗中，必须遵循中医"整体观念，辨证论治"原则，制订不同的治疗方案，在辨证施治时，注意阴中求阳，阳中求阴，阴阳互根，燮理阴阳，以求发挥最大的治疗效果。

四、加强联合

中药的应用方式日趋多样化，并出现了中药不同剂型之间及中药与其他药物疗法联合应用的趋势，以适应复杂多样的病证，并取得了良好的治疗效果。有鉴于此，王老根据目前中药运用的现状趋势，探索中药运用方法，拓宽中药运用的模式，使用中药治疗的综合多联方式。

传统的中药剂型有汤剂、丸剂、散剂、膏剂、丹剂等，随着科学技术的飞速发展，新的剂型不断涌现，如针剂、口服液、中药颗粒、喷剂、滴丸、胶囊等。不同剂型各有不同的优势，如"汤者，荡也""丸者，缓也""散者，散也"，王老认为中药不同剂型联合应用有相辅相成、相得益彰之妙，更能贴近临床需要，提高治疗效果。在临床治疗过程中，在汤剂中冲服散剂或汤剂药液中再煎服中成药，往往能够增强疗效，拓宽适应证。

内服药与外用药联合运用也是王老治疗慢性肾脏病的常用方法之一，并取得显著疗效，如内服中药结合三伏贴、三九贴膏等，其相互协作，相互促进，达到疗效的最大化。

中西药结合应用的实践，体现了具有中医特色的肾脏病治疗的用药方法。中西药结合的目的在于发挥两者的协同作用，减轻药物的副作用，避免两者的拮抗作用及毒副作用的加剧。且中西药合用，可减少西药用量，乃至逐渐停用西药。

如王老对肾病综合征的治疗，是比较规范的。肾病综合征属中医学水肿、虚劳范畴，其病理主要为脾肾不足，培补脾肾则是治疗肾病综合征的大法。在疗程的不同阶段配合辨证论治，有助于提高和巩固疗效。在激素使用开始阶段，以滋阴降火为治法，方选知柏地黄汤加减；在激素减量阶段，治以益气养阴，方选生脉饮加减；在激素维持阶段，则以温阳补肾为治法，方选二仙汤合济生肾气丸加减。对激素敏感型，应用滋阴降火中药可改善激素的不良反应；对于激素依赖型，在激素减量过程中应用温阳补肾法可减少撤药的反跳；对于激素无效型，可通过三者联合使用，而使相当一部分病人获得缓解。因此，中西医联合加强治疗难治性肾病综合征，具有明显优势。

对于肾病综合征缓解期患者，激素已经撤减到最小的维持量阶段。中医认为，激素属于纯阳之品，归肾经，具有"少火"温阳作用和"壮火"副作用。激素撤减时常会出现阳虚之证，在中药治疗方中加强益肾温阳药物，如附子、淫羊藿、仙茅、巴戟天等纯阳之品，及时温补肾阳，可以使阳气振奋，阴霾得散，从而达到"益火之源，以消阴翳"的治疗效果。

发挥疗效的关键是掌握用药的时机，注意剂量、配伍的变化。王老在肾病综合征的治疗上充分体现了平衡观这一重要的中医学术思想。

王老还擅长运用引经药。引经药俗称药引子，是引药归经的俗称，指某些药物能引导其他药物的药力到达病变部位或某一经脉，起"向导"作用。另外，"药引子"还有增强疗效、解毒、矫味、保护胃肠道等作用。中成药与药引配伍，是传统中成药临床使用中很重要的组成部分。正确地选用药引送服中成药，不仅能够引药归经、增强疗效，而且还兼有调和、保护、制约、矫味之效，从而弥补了中成药不能随意加减的缺陷。

在诊治肾病过程中，王老十分注重同类药物的联合运用。如中医方剂黄连解毒汤中黄连、黄芩、黄柏、栀子联合使用以加强清热解毒之功，西医对难以控制的感染患者也往往选用多种抗生素联合运用以手段达到治疗目的。王老受此启发，在准确辨证的基础上，运用多种同类药物联合治疗，常常收到非常满意的效果。如慢性肾病患者有热毒蕴咽的症状表现，或者湿热蕴结下焦的淋证患者，在辨证论治的基础上，王老习惯联合使用金银花、忍冬藤、连翘、蒲公英、板蓝根、野菊花、紫花地丁等清热解毒；对遗精、滑精、蛋白尿患者，王老习惯联合使用芡实、山茱萸、金樱子、莲须、煅龙牡等收敛固摄之品；对肾阳虚患者，习惯联合使用淫羊藿、巴戟天、仙茅、补骨脂、菟丝子、肉苁蓉等温阳补肾之品；对肾阴虚患者，习惯联合使用熟地、山茱萸、黄精、桑葚、制首乌、枸杞子、女贞子、墨旱莲等滋阴补肾之品；对瘀血征象明显者，王老习惯联合运用当归、赤芍、川芎、丹参、泽兰、桃仁、红花等养血活血之品以增强疗效。

五、病证结合

王老认为，病证结合，是指从病和证不同的角度，采用不同的思维模式、研究方法获得对疾病的全面认识。

病证结合模式的优势主要体现在两个方面：其一，基于目前医疗环境中自我保护的需要。假如医生不能准确辨病，了解其预后转归，不但使病人承受痛苦，也使病人对医生的信任度降低；其二，利于提高临床疗效。辨病与辨证，单靠任何一种认识方法，都不能全面、客观、准确地判断疾病的轻重缓急，预后转归。同样一种病，在不同的患者身上，或同一个患者的不同时期，其病情的凶险程度、治疗的难易都会有很大差异，如果只辨其证，不辨其病，在临床上就会造成漏诊、误诊，铸成大错。如果病证结合，会对疾病的发生发展以及预后转归有一个全面的把握，会大大提高临床疗效。

时代在变化，疾病谱也在改变。临床中经常碰到症状不典型的病证，如肾炎患者没有水肿，糖尿病患者没有"三多一少"症状等。这种所谓"无证可辨"，有真"无证"与假"无证"之分。如糖尿病可能没有典型的多饮、多食、多尿、消瘦症状，但可能有不典型的症状，如乏力、耐力减退，或体重减轻、咽干、夜尿次数增多等。通过仔细问诊，还是会发现一些相关症状，只是症状不典型而已。之所以如此，一方面是因为个人体质存在差异，病情严重程度也不相同；另一方面就是医者四诊采集能力有差别。《素问·至真要大论》强调："谨守病机，各司其属。有者求之，无者求之；盛者责之，虚者责之，必先五胜，疏其血气，令其调达，而致和平，此之谓也。"就是要求有典型症状要抓住病机，没有典型症状也要抓住病机。临床遇到所谓"无证可辨"，抓病机就显得尤为重要。而强调辨病，也正是因为每一疾病背后都存在其核心病机。病机是病情变化的关键，不同的病，核心病机不同，治疗措施当然也应该不一样。但应该指出的是，学习现代医学知识，也不能胶柱鼓瑟。

无症状肾病患者临床多见，王老对其诊治有深入研究和独到的见解。根据临床观察，部分无症状肾病患者起病表现为无症状的镜下血尿和微量蛋白尿，还有部分患者起病重，但经中西医结合治疗后无明显症状，仅有血尿和微量蛋白尿，对此类患者，西医无特殊办法，中医也无证可辨，治疗非常棘手。这类患者大多隐匿起病，病程较长，病情缠绵，反复发作，无明显临床症状，常常在体检时发现。王老认为"久病必虚""久病必瘀"，正气亏虚为根本，而正气亏虚，主要责之于脾肾。盖脾为后天之本，气血化生之源；肾为先天之根，受五脏之精而藏之。脾虚失其统摄，肾虚失其封藏，导致精血或精微物质下泄出现血尿或蛋白尿；且脾肾亏虚，一方面正虚易致外邪侵袭，另一方面，气虚运血无力，血行不畅，久而瘀血入络，肾络不通，以致血尿经久不愈。故辨证脾肾亏虚为本，瘀血阻络为标。治疗重在健脾补肾，活血通络。"正气存内，邪不可干""邪之所凑，其气必虚"。正气亏虚，是本病的内因，扶助正气不仅是扶正固本的关键，还是推动血行、疏通络脉的重要方法。若脾气健旺，则气血化生有源，正气得复，且又气促血行，则血无瘀滞；中气旺，则肺气足，健脾益气可固卫，使不易受外邪侵袭；而补益肾气，使肾气充足，肾藏精、主水等气化的功能得以实现，则湿瘀无可产生。用药则以黄芪、云茯苓、焦白术、桑寄生、龟板、山药等健脾补肾之品扶正固本，丹参、川芎、地龙、蝉蜕、僵蚕等活血通络药祛邪治标。

无症状肾病起因多为呼吸道感染之后，且患者感冒后易复发，致风邪郁毒伏积体内，疾病缠绵难愈，故酌加防风、金银花、连翘、板蓝根、金莲花、玄参等散风清热解毒之品，预防或治疗感染，防止复发。总的治疗原则为：健脾补肾，扶正固本；化瘀通络，祛邪治标；散风清热，防止复发。

王老常常告诫后学，我们重视辨病与辨证相结合，有利于保障医疗安全，发挥中西医结合优势，提高临床疗效。但强调辨病，不能过分拘泥于现代医学认识，应该注意突出中医特色，只有做到"发皇古义，融会新知"，才能促进中医学术进步。"知其门径而不入其阃，知其道而不操其术，知其理而不援其词"，才能够借彼之长、补己之短、融会贯通、和而不同，以使源远流长的中医学历久弥新。

慢性肾病施治特色

　　王老治疗慢性肾病十分注重全身证候，以分清虚实，既突出脾肾之本，又兼顾其标。

一、脾肾为主，兼顾其标

　　慢性肾炎大抵属于中医水肿病的范畴。水肿是慢性肾病的主要临床表现，治疗肾炎首先是治水。王老认为肾病水肿的原因与外邪内侵、禀赋不足有关。因此，他在临床上常用急则治标、缓则治本或标本兼施的治疗原则。所谓治标，即重在祛邪，如在急性期多用疏风解表、宣肺利湿或解毒行水之法，以达邪外出，这样就能防止外邪内陷。与此同时，还需佐以照顾脾肾之药。对慢性肾炎的治疗，王老十分注重培补脾肾，以治其本。盖脾主升清和运化，肾主水和蛰藏。脾虚则清气不升，肾虚则关门不固。只有脾气健运，肾阳振奋，津液才得输布，浮肿尿少、腹满诸症亦随之而平。《景岳全书》在肿胀篇中曰："消伐所以逐邪，逐邪而暂愈者，愈出勉强……岂有假愈而果愈者哉。"王老推崇景岳治水肿的学术思想，并曰：清下只是侥目前之幸，崇脾肾才是治本之途。选健脾药常以党参、白术配枳壳、陈皮，有补有行，补而不滞；取补肾药习以桑椹、枸杞、何首乌、补骨脂、巴戟天、菟丝子配泽泻、车前草、茯苓皮，有补有利，相反相成。若施治不允当，病延日久，必然累及他脏，酿成脾虚血少不能养心，肾亏精耗不能涵木，脾肾两虚，心肺失调等病症，则又需辅以平肝、宁心或补肺之品。若浊气上逆，郁滞咽喉，则佐以元参、板蓝根、连翘、黄芩之类以解毒利咽；若热毒内盛又当急予蒲公英、地丁、栀子、地肤子、忍冬藤之属清凉解之，以治其标。所谓"暴病多实、久病多虚"，多实不是皆实，多虚不是均虚，常有虚中夹实之候。所以在治疗标证时，要留心其虚候；在治疗虚证时，要考虑其实邪。故治肾病虽以脾肾为主，但兼证不可不顾及，更不可泥于肾病只治肾，否则难以奏功。此乃水肿之病又非独调理脾肾之理也。

二、益气健脾，滋阴补肾

蛋白是人体的精微物质，宜藏不宜泄，其漏泄于尿有多种因素，或因正虚，或因邪实。正虚由于脏腑功能失调，气血阴阳不足；邪实缘于湿热、风邪、瘀血等。对此王老认为，正虚为其根本，而脾肾亏虚又是其根本之因素。

治疗慢性肾炎蛋白尿重在培补脾肾，调理五脏。益气健脾，滋阴补肾为其根本法则。益气健脾药常选紫河车、黄芪、党参（或太子参）、白术、茯苓、山药等，滋阴补肾药习用桑椹、枸杞、首乌、菟丝子、肉苁蓉、巴戟天、仙茅、仙灵脾等，慎用大辛大热之品。同时配以当归、白芍、丹参养血活血，此源于肝藏血，肾藏精，肝肾同源的生理特点。上述方药每日一剂，浓煎服用，日服 2 次，每次约 150mL，或研末为丸，日服 3 次，每次 10g，两个月为一疗程。实践证明，此方对治疗慢性肾炎蛋白尿，改善肾功能有较好的疗效。

方中紫河车，禀父母精气而成，得母子气血居多，系血肉有情之品，性味甘温，入肾经，能峻补营血，建功卓著。与大剂量黄芪合用，加强益气生血之功，使精微生化有源。在滋阴补肾药中，本着阴中寓阳、阳中寓阴的原则，温阳护阴，燮理阴阳，选用菟丝子、肉苁蓉、巴戟天、仙茅、仙灵脾温而不燥，桑椹、枸杞、首乌滋而不腻，当归、白芍、丹参养血活血。全方俾使脾得健运，升清统摄；肾气得充，精关乃固；肝血得养，气血充足，以达先天生后天，后天助先天，固摄精血的作用。

治疗过程中当视其临床表现随证加减：若浊气上逆，郁滞咽喉，须佐以玄参、板蓝根或大青叶、连翘、黄芩之类以解毒利咽；若湿热内蕴又当急予蒲公英、地丁、栀子、忍冬藤、地肤子、薏苡仁等清利解之；若感受风邪，当投桑叶、菊花、薄荷、防风等疏风解表；若有瘀血见症可加用赤芍、川芎、泽兰、益母草活血通络。

三、温阳护阴，燮理阴阳

温阳化气是治疗慢性肾炎的重要法则。阳衰则气不化，浊阴上犯，水湿潴留。阳气充沛则气化，水津四布，浊阴得降，水湿遂利。由于肾病日久，易出现阳气受损，阴液耗伤的阴阳两亏症候，因此，王老主张以温阳护阴的治法，燮理阴阳。取温阳之法慎用辛燥之品，若滥用辛燥，难于中病，又戕阴液，致使病情复杂。并强调辨证要准，遇舌体胖有齿印，舌质淡，苔白腻，脉沉细者，方可采用温阳化气治之。选温阳药时又慎用附子、肉桂之类，应本着阴中寓阳、阳中寓阴的原则，选用巴戟天、肉苁蓉、补骨脂、菟丝子之类。使用养阴护阴药时，不能选腻滞之类，习用桑椹、枸杞、首乌、女贞、白芍、玉竹等。王老曾治一慢性肾炎尿毒症患者，浮肿明显，呕吐频作，小便癃闭，涓滴不下。投温阳利水、育阴和胃剂，病情稳定，逐渐向愈。不料家属为求速效，另延医猛施温燥之剂，终使阳伤阴竭，病情恶化，功亏一篑。

四、滋阴凉血，通利导热

血尿是肾炎的重要证候之一。少数肾炎患者，浮肿并不明显，而以持续性血尿为临床特征，治疗颇为棘手。肾炎的血尿，患者尿无所苦，只伴轻度浮肿、腰酸肢软等症。治疗切忌见血止血，否则愈止愈瘀，血愈外流，造成恶性循环，自当益阴固其本，通利顺其性，更忌用温燥伤阴、苦寒耗液之品。王老喜用何首乌、桑椹。因"何首乌能养血益肝，固精益肾……为滋补良药，不寒不燥，功在地黄、天门冬诸药之上"（《本草纲目》）；"桑椹子益肾脏而固精"（《滇南本草》）。并用女贞子、旱莲草，凉而不寒，滋而不腻，于阴虚血热之证，用之最为合拍。阴虚生内热，或肾亏相火旺者，又当用知母、生地、黄柏、栀子，折其火热之势。通利则用车前草、茅根、泽泻等，利而不伤正。王老善用生地榆，认为其性寒味苦，善清下焦血分之热，不独便血用之，治疗肾炎血尿亦有奇功。不过在用法上略有不同，治便血以地榆炭为宜，治血尿以生地榆为妙。

五、健脾益肾，解毒利湿

临床上，以血尿为主的慢性肾炎往往兼夹有咽喉肿痛或咽干咽痒等不适症状，缠绵难愈，且血尿随咽喉不适症状的加重而加重。王老认为，此乃脾肾虚弱，正虚邪恋，热毒、湿浊壅滞咽喉所致，故在临床上非常重视对患者咽喉的检查。有时患者没有明显的咽喉不适症状，但检查却发现咽部暗红和（或）扁桃体肿大，遣方用药时，常在健脾益肾的基础上，配伍清热解毒和利水渗湿之品，且解毒利湿之品贯穿疾病治疗的整个过程，往往收到较好的疗效。若忽视咽喉症状表现及解毒利湿药的应用，单纯健脾益肾，往往收效甚微，事倍功半。王老在选择清热解毒药时常用金银花、连翘、蒲公英、地丁、板蓝根、野菊花；热邪偏重者加用黄芩、玄参；毒邪顽固不消者，选用白花蛇舌草、半枝莲等。白花蛇舌草、半枝莲不仅有较强的清热解毒之功，还兼有利湿通淋之用，用之最为合拍。利水渗湿药常用茯苓、车前草、泽泻、白茅根、薏苡仁等。

六、益气养血，适时化瘀

慢性肾炎，病程日久，阴阳俱伤。气血两亏者，多见肾功能受损，血浆蛋白低，症见面色㿠白无华，心慌，疲惫乏力，肢体浮肿或口干烦躁，或月经停闭，唇舌色淡，舌边有齿痕，脉细无力等，皆为气血两亏之证，非益气养血难以奏效。临证时，王老屡用黄芪、白术、党参、茯苓、当归、白芍、熟地、枳壳等益气养血之品。方中的黄芪量重，并加用紫河车研末吞之。盖紫河车系血肉有情之品，性味甘温，入肾经，益气养血，建功最著，因此意为母子散，源于先天，禀父母精气而成，诚如《本经逢原》谓："紫河车禀受精血结孕之余液，得母子气血居多，故能峻补营血。"故此类患者服之有效。若肾萎缩或梗塞者，王老认为与气血之盈亏、运行之畅阻有关，故重用上述益气养血方，并佐以丹参、益母草、赤芍、川芎等活血化瘀之品，益气生血活血，以增强化瘀之力，亦属气行则血行之理。

七、益肾化瘀，解毒降浊

慢性肾炎日久不愈，正气虚损，可演变成慢性肾衰竭，出现脾肾衰败，五脏俱损，虚实错杂，湿浊水毒潴留。对此，王老强调临证治疗，要始终抓住脾肾衰败的重要基础，掌握虚实论治的根本环节，采取扶正固本与攻邪治标相结合的原则，选用补肾元、健脾胃之药，冀望肾气充，肾精足，脾胃得健，生化有源，改善和保护肾功能以治其本虚，辅以化湿毒、祛瘀浊之品，荡涤肠道，祛除浊邪，加快有毒物质的排泄，减少有害物质的重吸收以治其标实。补虚中药以汤剂、片剂为主，俾使脾得健运，升清统摄，肾气得充，精关乃固，肝血得养，气血充足，改善肾性贫血状态；泄实中药以胶囊、丸剂为主，解毒清热，通腑泻浊，化瘀通络以改善高凝状态，促使血肌酐、尿素氮下降。

肾病治验

一、急慢性肾小球肾炎——肾复康片

慢性肾小球肾炎（简称慢性肾炎），临床表现为病程长（在一年以上，长者可达数十年），蛋白尿、镜下血尿、水肿、高血压等。虽然目前国内外对慢性肾炎的发病机制、病理变化做了较深入的研究，但在治疗方面效果尚不理想。

根据慢性肾炎的临床表现，大抵属于中医的"水肿""虚劳"等范畴，若其合并尿毒症，又可从"关格"中求治。

1. 病机分析

本病的发病，外缘于邪的侵犯，内与脾肾的功能失调密切相关。

外邪主要是风寒湿的侵袭。《素问·气交变大论》载："岁土太过，雨湿流行，肾水受邪……体重烦冤。""岁水太过，寒气流行，邪害心火……甚则腹大胫肿。"指出寒湿可致腹大、肿、身体沉重。《证治要诀》进一步做了阐述："有一身之间，惟面与双脚浮肿，早起面甚，晚则脚甚，经云：面肿为风，脚肿为水，乃风湿所致。"

脾为后天之源，肾为先天之本，二者相辅相成，"土来制水，水得下降之阳气所制，则知周输泄，不似泛滥无归矣！"（《医源》）若饮食失调、形体劳倦则伤脾，遂致水湿泛滥。肾藏元阳，主水，司气化，若房室不节，纵欲无度或病延日久，使肾阳式微，气化失常，则水津停蓄，泛于肌肤，遂致周身浮肿，按之没指。诚如朱丹溪所云："惟肾虚不能行水，惟脾虚不能制水……肾水泛滥反得以浸渍脾土，于是三焦停滞，经络壅塞，水渗于皮肤，注于肌肉而发肿矣。"《诸病源候论》亦载："水病者，由脾肾俱虚故也，肾虚不能温阳化气，脾虚不能制水，故水气盈溢，流遍四肢，所以通身肿也。"进一步阐明了脾肾功能失调与本病水肿的因果关系。

水肿的程度取决于阳气的盛衰,"阳旺则气化,水即为精,阳衰则气不化,而精即为水。"张景岳之说不啻为真知灼见!阴阳互根,坎水离火,互相交济,慢性肾炎迁延日久,特别是病至慢性肾脏病3～4期,阳虚必然导致阴损,呈现出真阳衰微、真阴亏耗的病理机制。

慢性肾炎急性发作则多责之于肺,咽喉为肺之通道,肺主皮毛,司宣发肃降,通调水道,为水上之源。慢性肾炎患者,正亏体弱,卫外不固,易罹受邪。风邪外袭或热毒蕴咽,或毒滞肌肤,皆可致肺的治节肃降失司,通调水道失职,使水肿复起,或水肿加重,阴水转为阳水。故《医学入门》有"阳水……或疮痍所致"之论。阴水转化为阳水,并非病情减轻,而意味着病情更为错综复杂。此外,肝气失于条达,致使三焦气机壅滞,决渎无权,遂致水湿内停。可见,慢性肾炎水肿与肝亦不无联系。

《灵枢·决气》:"中焦受气取汁,变化而赤是谓血。"肾藏精,精血互生。脾虚则气血乏源,肾亏则精不生血,遂致面色㿠白无华、唇舌色淡、月经停闭等虚劳之证。

蛋白尿的形成,从临床观察看来,主要由于脾肾亏损所致。脾主升清,肾主蛰藏。唐容川谓:"脾土能制肾水,所以封藏肾气也。"从一个角度强调了脾的重要地位。经云:"肾者,胃之关。"则说明了脾胃纳谷化精、升清降浊的根本实在于肾。肾亏则关门不固,升清失职,遂致精微物质下流。血尿是慢性肾炎的又一特征,其病机主要是肾阴亏损,虚热伤络,血溢于外所致。若热毒内蕴伤及血脉,亦可使然。

人体是一个有机整体,五脏之间密切相关,脾肾亏损日久,势必影响他脏。肝为肾之子,肝木依赖肾水涵养,肾亏则肝木失养,阳气偏亢上扰清空,遂致眩晕、头痛诸症,血压升高。若脾肾衰微,清阳不升,浊阴泛滥,充斥三焦,则上扰胃腑,下阻膀胱,发为关格。"既关且格,必小便不通，且夕之间，徒增呕恶……关应下而小便闭，格应上而呕吐。"（《证治汇补》）若浊阴蒙心蔽肺，则使神不守舍，气无所主，出现神志恍惚、呼吸难以续接之症。现代医学所认为的尿毒症，多可呈现出此类表现和转归。

由上可见，慢性肾炎的病变主要在脾肾，而波及五脏，外邪侵犯，形体劳倦，脾肾亏损，阳气式微，阳损及阴，五脏俱败，阳衰阴微，是其主要的演变过程。概言之，本病变化虽多，无非脾肾为病，然又非独脾肾为病也。

2.肾炎蛋白尿验方——肾复康片

肾复康乃王老根据先师李丹初教授的经验方研制而成，并经省食品药品监督管理局审核批准为医院临床制剂，广泛应用于肾炎、肾综、肾衰竭等疾病，深受广大肾病患者的欢迎和好评。

（1）药物组成

紫河车　黄芪　太子参　白术　茯苓　陈皮　当归　白芍　川芎　丹参　淫羊藿　巴戟天　仙茅　补骨脂　菟丝子　枸杞　制首乌　女贞子　山茱萸　芡实　炒扁豆

上药研成细末，制成片剂，日服3次，每次6～8片，3个月为一个疗程。

（2）功效

滋阴补肾，益气健脾，养血活血。

（3）方解

蛋白是人体的精微物质，宜藏不宜泄，慢性肾炎迁延日久，大量蛋白漏泄于外，脾肾俱衰。肾为先天之根，脾为后天之本，先天不足，后天失源，当补脾肾为本。脾气充足，滋生有源，方能奉养先天，先天得养，肾气充足，肾精得固。方中重用紫河车、黄芪等，大补元气，峻补营血，以助培补脾肾之基。补肾药王老习用温而不燥，滋而不腻之品，以燮理阴阳。全方俾使肾气足，肾精固，脾气健，肝得养，血得活，从而提高免疫功能，增强人体抵抗力，蛋白尿怎能不愈？实践证明肾复康片是治疗肾炎蛋白尿的验方，值得不断总结和提高。

在临床治疗中，须根据病情演变或阴阳气血的偏向或兼夹外感、水湿、湿热、血瘀等随症加用汤剂。先治其标，后治其本，或标本兼治。

3. 验案范例

（1）脾肾气虚夹湿案

张某，男，39岁，职工，武汉市人。1998年11月就诊。

患慢性肾炎年余，蛋白尿反复难消，前来就诊。症见面色无华，睑肿，神疲乏力，少气懒言，腰酸肢软，纳差便溏，小便短少，舌红苔薄白，脉沉细。尿常规检查：蛋白（+++），白细胞（±）。中医辨证为脾肾气虚夹湿所致，治宜健脾补肾利湿。处方：

黄芪30g　党参15g　白术12g　茯苓30g　干姜10g　砂仁10g　淫羊藿15g　巴戟天10g　仙茅12g　补骨脂10g　菟丝子15g　枸杞15g　芡实30g　枣皮12g　车前子15g　炒扁豆15g

日1剂，煎服3次。

二诊：服上方2月，浮肿减退，大便成形，纳食增强，尿检蛋白（++）。守上方去干姜、砂仁，配服肾复康片。

三诊：服上方3月，诸症悉平，尿检正常，24小时尿蛋白定量测定正常。

（2）风热犯肺案

徐某，男，26岁，武汉市人，营业员。2012年3月就诊。

患者患肾炎年余未愈，因工作劳累，起居失常，饮食不节，浮肿加重，诉头痛恶风，咽喉肿痛，咳嗽痰稠色黄，咽干口渴，尿短而黄，便干。舌质红，苔薄黄，脉浮数。尿常规检查：蛋白（+++），白细胞少许。辨证为风热犯肺，治宜清热宣肺，解毒行水。处方：

鱼腥草 30g　金银花 20g　连翘 10g　板蓝根 30g　射干 10g　黄芩 10g　川贝 10g　芦根 10g　玄参 10g　桔梗 10g　牛蒡子 10g　生地 10g　竹叶 10g　滑石 20g　甘草 6g　薄荷 8g　荆芥 10g

日 1 剂，煎服 3 次。

二诊：服上方 7 剂，溲利便通，咽干口渴减，头痛发热解。守上方去生地、竹叶、滑石、薄荷、荆芥，加杏仁、桑白皮、茯苓皮、陈皮。

三诊：上方调治 2 周，咳嗽愈，咽痛除，遂以扶正为主，药用黄芪、党参、白术、茯苓、陈皮、桑椹子、菟丝子、山药、枣皮、当归、川芎、车前子，配服肾复康片。

四诊：上方调理半年余，肿退神复，二便正常，尿检正常。

按语：慢性肾炎迁延日久，戕伤正气，正虚体弱，易受外邪。外感风热，则发热恶风；风热犯肺，肺失宣肃，上乘则见咳嗽痰稠，咽喉肿痛；肺热津伤故咽干、口渴；下犯则通调水道失职，水道不利则小便短少色黄。舌脉均为风热犯肺之证。治当以祛邪为先，方中鱼腥草、金银花、连翘、黄芩、川贝清热化痰，解毒利咽；桔梗、牛蒡子、薄荷、荆芥宣肃肺气，疏邪透表以散风热；竹叶、滑石、芦根清热生津、利尿；甘草解毒和中；桑白皮、茯苓皮、陈皮行气利水。邪祛则扶正，正胜则邪安，所以及时祛除标邪，控制感染，是治疗本病不可忽视的一环，否则病情更加错综复杂多变，难以收功。

（3）湿毒浸淫案

吴某，男，24 岁，学生，洪湖人。2009 年 4 月就诊。

患者诉半月前颜面出现疔疖，家长以为是青春痘，未以为然。近日出现颜面浮肿，身发疮疖、脓疱，双下肢为甚，红肿痛痒，甚则抓破流黄水，苦楚不堪；尿少短黄。舌红苔黄，脉滑数。尿常规检查：蛋白（+++），红细胞（++）。中医辨证为湿毒浸淫，毒滞肌肤，治宜清热化湿，解毒行水。处方：

金银花 20g　连翘 10g　蒲公英 30g　紫花地丁 10g　野菊花 15g　天葵子 10g　地肤子 10g　白鲜皮 10g　赤小豆 10g　丹皮 10g　赤芍 10g　甘草 6g　土茯苓 30g　车前草 30g　白茅根 30g

日 1 剂，煎服 3 次。

二诊：服上方半月，疮疖、脓疱峻猛之势减，瘙痒止，小便利。守上方去白鲜皮、赤小豆，加黄芪、茯苓皮。

三诊：上方服用半月，疮疖、脓疱明显减轻，浮肿退，尿检蛋白（+），红细胞（±）。方拟益气活血，解毒利湿善后。

四诊：上方出入调治三月，诸症悉平，尿检正常，健康无恙。

按语： 此例皮肤疮疖、脓疱骤发或加剧，系湿毒浸淫所致，故重在化湿解毒利水，方拟五味消毒饮清热解毒，消散疖肿；加赤小豆、地肤子、土茯苓、车前草、白茅根，清热利湿行水；甘草解毒和中；丹皮、赤芍活血解毒。全方使热毒解，疮疖消，水湿除。继以益气活血、解毒利湿之方善后，毕收其功。

（4）阳虚水泛案

丁某，男，42 岁。2008 年 1 月 2 日就诊。

患者于 2007 年 8 月出现浮肿，9 月在外院住院，诊断为"慢性肾炎"。经中西医结合治疗，病情时有起伏而来就诊。刻诊：周身浮肿，按之没指，面色㿠白，纳呆腹胀，腰膝酸软，畏寒肢冷，小便短少，大便稀溏。舌淡胖，边有齿痕，苔白滑；脉沉细。尿常规：蛋白（+++）、管型（++）、红细胞（+）；24 小时尿蛋白定量 1.8g；血白蛋白 30g/L，肾功能正常。辨证：阳虚水泛。治法：温阳利水。处方：

附片 10g　菟丝子 15g　补骨脂 10g　淫羊藿 12g　仙茅 12g · 枸杞 15g　黄芪 20g　白术 12g　干姜 8g　薏苡仁 30g　茯苓皮 30g　车前草 10g　泽泻 12g　郁金 12g　香附 15g　当归 12g　川芎 6g

10 剂。日 1 剂，煎服 3 次。

1 月 13 日二诊：小便量增，浮肿有减，大便稍溏。继以上方去香附、郁金，加丹参 30g、益母草 15g、砂仁 7g。

1 月 25 日三诊：精神好转，纳谷增加，四肢转温。尿常规：蛋白（++），管型（－），红细胞少许。继以上方去附片、干姜，加巴戟天 12g、芡实 12g、山茱萸 12g，配服肾复康片。此后间断服药至 2010 年元月，诸恙悉平，各项检查均正常。

按语：浮肿是慢性肾炎的突出症状，然治疗不宜单纯利尿。先师李老主张温阳，阳气得振则气化复常，小便自利，浮肿自消。本方用附片等意即在此。一旦中病，阳复肿消即停附片，加用温而不燥之品。然久病必虚，病久必瘀，瘀阻则水停，故又佐香附、郁金、当归、川芎、丹参、益母草等行气活血化瘀之属，"去菀陈莝"。

（5）肺肾气虚，外感风邪

孙某，男，36 岁，企业职工，武汉市人。2011 年 5 月就诊。

患者诉患慢性肾炎年余，症见面色无华，眼睑浮肿，少气懒言，腰脊酸痛，易患感冒，鼻塞、喷嚏、流涕、咽痒、咳嗽，小便量少有泡沫，舌红苔薄白，脉弦细。尿常规检查：蛋白（++）。辨证为肺肾气虚，外感风邪。治宜补益肺肾，疏风解表。处方：

黄芪 20g　党参 10g　白术 10g　茯苓 20g　炙甘草 6g　生姜 10g　大枣 10g　菟丝子 10g　山药 10g　山茱萸 10g　薄荷 8g　防风 10g　通草 3g　苏叶 10g　牛蒡子 10g　桔梗 10g

日 1 剂，煎服 3 次。

二诊：服上方 7 剂，表邪已解。守上方，去薄荷、通草、苏叶、牛蒡子、桔梗，加巴戟天、杜仲、黄精，配服肾复康片。

三诊：上方调治 2 月，面色好转，肿消，诸症悉减，尿检：蛋白（±），肾复康片巩固善后。

四诊：2011 年底复诊，尿检正常，血白蛋白正常。

按语： 肺主宣发，肾主气化，肺肾气虚则肺失宣肃，肾失气化，水气阻滞，溢于肌肤故面浮肢肿；腰为肾府，肾虚腰无所养，则腰脊酸痛；气虚无以输布精气，则面色萎黄，少气懒言；气虚无以抵御外邪侵袭，卫外不固故易患感冒，咳嗽流涕等。方用人参、黄芪补益肺气以固表抗邪；山药、山茱萸、菟丝子平补肾气；白术、茯苓、生姜、大枣补养后天以化生气血，培补脾肾之气，充后天以养先天；薄荷、防风、苏叶、牛蒡子等疏风解表。尔后加用肾复康片巩固善后，气虚得复，卫外得固，精不漏泄，蛋白尿自消。

（6）脾肾气虚，卫外不固案

伍某，男，32 岁，村民，黄陂人。2010 年 3 月就诊。

患慢性肾炎 1 年，蛋白尿缠绵不愈。诉经常感冒，鼻塞流涕反复发作，咽喉不适，眼睑浮肿，气虚乏力，腰酸腿软，大便偏溏，小便泡沫。舌红苔薄白，脉弦细。尿常规：蛋白（++）；肾功能正常。此乃脾肾气虚，卫外不固，治宜健脾补肾，益肺固表。处方：

黄芪 20g　党参 10g　白术 10g　防风 10g　炙甘草 6g　茯苓 15g　山药 10g　菟丝子 10g　补骨脂 10g　芡实 30g　山茱萸 10g　金银花 10g　板蓝根 30g　蝉蜕 5g　僵蚕 10g

日 1 剂，煎服 3 次。配服肾复康片。

二诊：服上方月余，肿退，咽利，感冒未作。尿检：蛋白（+）。守上方，去蝉蜕、僵蚕，加金樱子、莲须，配服肾复康片。

三诊：上方调理 3 个月，感冒未作，体健神复，二便常。尿检蛋白持续阴性。

按语：此例反复感冒，促使蛋白尿缠绵不愈，其根本原因，在于脾肾气虚，人体抵抗力低下，肺的功能失职，卫外不固，故方用黄芪、党参、白术、防风、炙甘草，补益肺气，增强卫外能力；茯苓、山药健脾助运；菟丝子、补骨脂、芡实、山茱萸、益肾固摄；蝉蜕、僵蚕有调节免疫之功，再加上肾复康片培补脾肾，益气养血，扶正固本，竟收其功。

（7）脾虚湿阻案

张某，男，18 岁，湖北汉川市人。2015 年 10 月 8 日就诊。

患者因"浮肿、尿少反复发作 1 年余"就诊。诉 1 年前因"感冒"后，出现双下肢浮肿，在当地医院查尿常规：蛋白（++）、潜血（++）。间断性治疗，病情反复。

刻诊：面色萎黄，面肢浮肿，神疲乏力，纳差便溏，腰膝酸软，小便短少。舌红苔白腻，脉弦细。尿常规：蛋白（+++）、潜血（+）；24 小时尿蛋白定量 2.8g；血白蛋白 31g/L；肾功能正常。中医辨为脾虚湿阻，治宜健脾渗湿，佐以活血。处方：

车前草 15g　泽泻 15g　茯苓 20g　白术 10g　干姜 10g　砂仁 10g　黄芪 30g　党参 12g　山药 20g　莲肉 10g　炒扁豆 20g　薏苡仁 30g　当归 10g　川芎 10g　丹参 30g　益母草 30g

11 月 18 日二诊：浮肿减轻，大便好转，腰胀。尿常规：蛋白（++）。守上方加补骨脂 10g、菟丝子 15g、巴戟天 10g，配服肾复康片。

12 月 3 日三诊：病情稳定，纳食增加，大便调。尿常规：蛋白（+）。守上方续服，配服肾复康片。

2016 年 3 月 4 日四诊：浮肿消退，纳食正常，精神好转。肾复康片巩固治疗，随访多年未发。

按语：脾虚水湿留，湿盛困脾土，这是此例脾虚湿阻的主要病机，故治疗当健脾渗湿，佐以活血。方中黄芪为补气诸药之最，"为补药之长，故名者"，可大剂量用之；在健脾药的基础上加用菟丝子、补骨脂、巴戟天取肾火暖脾土之意；佐以当归、川芎、丹参等养血活血以助利湿之功，证方合拍，故能洞中肯綮。

（8）毒热蕴咽，肺肾阴伤

田某，男，25岁。2002年5月28日就诊。

患者因"咽干、咽痛、腰痛"在当地医院诊断为慢性肾炎，迁延至今已3年。现浮肿不明显，时有头昏，咽喉肿痛，口干，溲赤，便秘。体检：咽喉充血，扁桃体肿大，有滤泡；舌质红，苔薄黄，脉细数。尿常规：蛋白（++）、红细胞（++）。辨证：毒热蕴咽，肺肾阴伤。治法：清咽透热，育阴利尿。处方：

大青叶12g　板蓝根30g　山豆根10g　菊花10g　玄参15g　连翘12g　忍冬藤12g　何首乌12g　生地12g　女贞子15g　桑椹子15g　车前草20g　泽泻12g　茯苓20g　白茅根30g

日1剂，煎服3次。

6月4日二诊：服7剂，咽部症状明显好转，腰痛减。守上方去山豆根、大青叶，加怀牛膝12g、桑寄生12g。

6月20日三诊：咽痛瘥，腰痛消失。尿常规：蛋白（+）、潜血（+）。继续服上方，去忍冬藤、连翘、怀牛膝，加黄芪20g、旱莲草20g。

7月5日四诊：诸恙悉除，尿常规正常。守上方调理至12月，无明显不适。尿常规正常。

按语：慢性肾炎患者迁延不愈，必别有故，理当详审。此案毒热蕴结，留滞咽喉，戕伤肺肾之阴，故水病为标，咽痛为本。咽喉不利，水病难却。《太平圣惠方》谓："若风邪热气，搏于脾肺，则经络痞塞不通利，邪热攻冲，晌觉壅滞，故今咽喉疼痛也。"风邪外袭，外束肌表，卫阳被遏，不得宣泄，壅结咽喉，若非清咽解毒、育阴清热，焉能向愈？！方用大青叶、玄参、连翘清咽透热于上；桑椹子、何首乌、生地、女贞子育阴于下，加用引经药怀牛膝，始终抓住解毒育阴之法，祛除缠绵难解之症，如此调理而收功。

（9）脾肾两虚，毒热郁咽案

张某，男，36 岁，钟祥市人，企业营销员。1998 年 5 月就诊。

患者诉病史年余，平素嗜食辛辣、烟酒。在当地医治年余，蛋白尿时多时少，缠绵难消。曾到武汉市某大医院诊治，需做肾活检，患者及其家属拒绝。遂慕名前来诊治。

刻诊：诉咽喉肿痛，咳嗽痰稠色黄，咽干口臭，面浮肢肿，少气懒言，神疲乏力，腰酸肢软，食欲减退，大便不爽，小便短少、泡沫多。舌质红，苔薄白，脉细弱。体格检查：咽部及上腭明显充血，色暗红。尿常规：蛋白（+++）、潜血（±）。辨证为脾肾两虚兼夹毒热郁滞。首宜治其标，拟清胃泻热、解毒利咽法。处方：

金银花 30g　连翘 10g　大青叶 12g　山豆根 10g　黄芩 10g　生石膏 30g（先煎）　芦根 12g　射干 6g　玄参 12g　桔梗 10g　甘草 6g

7 剂，每日 1 剂，煎服 3 次。并嘱患者忌辛辣、戒烟酒。

二诊：诉咽痛减轻，余症同前。守上方，加丹皮 10g、赤芍 10g、车前草 20g、泽泻 10g、白茅根 30g。7 剂，服法同前。

三诊：咽痛基本缓解，口臭减，纳食增。尿检：蛋白（++），方用健脾补肾法：

黄芪 30g　党参 12g　茯苓 20g　白术 10g　陈皮 12g　当归 10g

白芍 10g　　淫羊藿 12g　　巴戟天 12g　　菟丝子 15g　　枸杞 20g　　芡实 30g　白花蛇舌草 30g

四诊：上方服用 2 个月，蛋白尿波动在（++）～（+）之间。此方配合肾复康片，汤、片合治。3 个月后，浮肿消退，精神渐复，诸恙悉平。复查血生化正常，尿检持续阴性，随访至今健康。

按语： 此例为脾肾两虚兼夹毒热郁滞，正虚邪实之证。由于患者嗜食辛辣、烟酒，戕伤肺胃，胃中积热则口臭；卫外失固则易感冒，若外邪侵袭，风热相搏，胃火上攻，痰热凝滞，毒热蕴结则咽喉疼痛，咽干黏滞不舒。当地医治年余，蛋白尿难消，究其证因，与标邪有关。蛋白是人体精微物质，宜藏不宜泄，漏泄于尿有多种因素，或因正虚，或因邪实。正虚由脏腑功能失调，气血阴阳不足；邪实缘于外感、湿热、毒瘀等。因此立法首治其标，拟金银花、连翘、大青叶、山豆根等清热解毒；黄芩、生石膏、芦根清胃泻热；玄参、射干、桔梗、甘草解毒利咽，使其毒解、热清、咽利，而后继治其本（三诊即寓此意），益气健脾，滋阴补肾，并合肾复康片，汤片合用。全方俾使肾气得充，精关乃固，脾气健运，升清统摄，肝血得养，气血充足，以达先天生后天，后天助先天，固摄精血的作用，符合慢性肾炎蛋白尿的致病机理，故取得良好效果。

（10）气阴两虚案

赵某，男，51 岁，干部。1986 年 8 月就诊。

患者轻度浮肿已半年，在某医院诊治，诊断为"慢性肾炎"。因工作繁多，未引起重视，未做系统治疗。近来病情有加重趋势，遂前来就诊。症见面色无华，睑浮肢肿，神疲乏力，心悸少寐，易患感冒，手足心热，口燥咽干或咽痛，大便干。咽喉暗红，舌质红，少苔，脉细弱。尿常规检查：蛋白（+++）。辨为气阴两虚所致，治宜益气养阴。处方：

黄芪 30g　党参 10g　生熟地各 10g　山药 10g　丹皮 10g　山茱萸 10g　茯苓 20g　泽泻 10g　当归 10g　制何首乌 10g　桑椹子 10g　玄参 10g　麦冬 10g　赤芍 10g　桃仁 10g　车前子 20g　日 1 剂，煎服 3 次

二诊：服上方半月，大便不干结，睡眠好转，口干咽燥好转。守上方续服，去生地，配服肾复康片。

三诊：上方续服月余，配服肾复康，诸症悉减。证方合拍，无须改弦易辙。守上方调治半年，尿检正常，肝功能、肾功能正常。

按语：此例慢性肾炎患病日久，气虚血亏。气虚无以卫外，故神疲乏力，易患感冒；血虚无以华面故面色无华，睑浮肢肿；血虚不能养心，心血失养，则心悸、少寐；阴虚生内热，故手足心热，口燥咽干或咽喉暗红。故方用人参、黄芪补气以固本，六味地黄以滋养肾阴；制首乌、桑椹子助滋阴养血之力；熟地、当归养血安神；玄参、麦冬、赤芍、桃仁养阴活血以解口燥咽干之用；配服肾复康，滋阴补肾，益气健脾，养血活血，以治其本，肾炎乃愈。

（11）肝肾阴虚，肝阳偏亢案

王某，女，51 岁，干部。2004 年 11 月 23 日就诊。

患者诉近来下肢浮肿，头晕目眩，视物模糊，烦躁，头痛，腰膝酸软，手足心热，口燥咽干，胃纳不香，大便不爽，小便黄。舌质红，苔薄，脉弦。BP：170/100mmHg，尿常规：蛋白（++）、颗粒管型少许、红细胞少许、脓细胞（++）、上皮细胞（+）。辨证：肝肾阴虚，肝阳偏亢。治法：滋阴潜阳，兼利湿热。处方：

杜仲 15g　桑寄生 20g　怀牛膝 15g　制首乌 12g　白芍 15g　草决明 20g　黄芩 15g　夏枯草 12g　钩藤 12g　忍冬藤 15g　连翘 10g　车前子 15g　白茅根 15g　泽泻 15g　石决明 30g（先煎）　生龙牡各 30g（先煎）

12月12日二诊：头晕目眩瘥，烦躁平，仍少寐多梦。BP：150/80mmHg。守上方去黄芩、钩藤，加枸杞20g、炒酸枣仁12g、女贞子15g、夜交藤30g。

12月25日三诊：睡眠转安，视物清晰，仅晨起眼睑肿，腰痛，二便调，血压正常，尿常规明显好转。守上方去草决明、石决明，加生熟地、山茱萸、黄芪等。调理至2005年元月，血压正常，尿常规正常。随访多年未见复发。

按语：此例患者病情较为复杂，病延日久，消耗肾阴，或阴损及阳，肾阴亏耗，肝阳偏亢。故阴、阳、气悉有戕伤，肾、肝、脾皆受其累。方以制首乌、白芍、杜仲益肾育阴；草决明、钩藤、夏枯草、黄芩平肝潜阳；车前子、忍冬藤、连翘、茅根利水渗湿，导热外出；黄芪健脾益气。诸药各行其道，既无碍脾遏气之虑，又无使阳气愈亢之虞，互相协调，以之收益。

（12）气虚血亏，水泛浊逆案

代某，女，32岁，工人。1986年8月就诊。

患者就诊前在武汉某医院住院医治诊断为慢性肾炎，近月来病情加重，症见全身浮肿，按之没指，面色㿠白，精神倦怠，胃纳无味，恶心呕吐，月经停闭，大便稀溏，舌淡苔白，脉沉细弱。尿常规检查：蛋白（+++）、管型少许、红细胞少许；血：总蛋白55g/L、白蛋白33g/L。中医辨证为气虚血亏，水犯浊逆。治宜益气养血，利水降逆法。处方：

黄芪30g　白术10g　当归10g　白芍10g　丹参30g　菟丝子10g
巴戟天10g　补骨脂10g　桑椹子10g　地肤子10g　山楂10g　茯苓皮30g　车前草20g　泽泻10g　白茅根30g

日1剂，煎服3次。配合服用肾复康片。

二诊：上方出入，配服肾复康片至 1988 年 11 月，浮肿消失，面色红润。复查尿常规阴性，血白蛋白升至 45g/L。随访 2 年，身体健康。

按语：患者周身浮肿，为气不化水；阳虚亏损延久，必损及阴血，而地道不通。因此先师李老主张避用桂附大辛大热之品，恐其劫伤仅余之阴血。方用菟丝子、巴戟天、补骨脂、桑椹子温阳化气，温而不燥；当归、白芍、丹参调养阴血，又防温利太过之弊；茯苓皮、泽泻、白茅根、车前子利水降逆；白术、山楂理脾和胃；妙在用地肤子"利小便，补中益精气"《神农本草经》。全方温而不燥，补而不滞，利而不寒，组方严密，故治疗颇为理想。

（13）气虚下陷，脉络受损案

李某，女，24 岁，黄陂人，营业员。2011 年 5 月就诊。

患者患慢性肾炎多年，时轻时重，时作时止，容易感冒，咽喉不适。症见面色㿠白，少气懒言，胸闷心悸气短，纳差神疲，腰酸，小腹有坠胀感，小便色赤，舌质淡暗，苔薄白，边有齿印，脉象沉细而弱。尿常规检查：潜血（+++）、蛋白（+）、白细胞少许；肾功能正常。中医辨证为气虚下陷，脉络受损，治宜补中益气，和血止血。处方：

炙黄芪 30g　人参 10g　白术 10g　陈皮 12g　炙甘草 6g　当归 10g 升麻 10g　柴胡 10g　生姜 10g　大枣 10g　白芍 10g　川芎 10g　丹参 30g　郁金 15g　阿胶 10g　山药 20g　枣皮 10g

日 1 剂，煎服 3 次。

二诊：服上方月余，胸闷气短减轻，小腹坠胀感好转。尿检：潜血（++）、蛋白（±）。守上方，加三七、蒲黄炭。另用紫河车、黄芪、金蝉花共研细末，温水冲服。

三诊：上方调治年余，感冒未作，面色有华，诸羔悉平，尿检持续正常。

按语： 此例气虚下陷，脉络受损之病证，主要是气虚下陷。而气虚下陷重点在脾。脾气亏虚，中气不足，升清统摄功能失职，升清无力，统血失用，故出现气虚下陷诸症；脾气亏虚，统血无用，故下陷溲赤。方用补中益气汤升阳举陷，加用郁金、三七、蒲黄炭，乃"久病必虚""久病有瘀"之用。紫河车、黄芪、金蝉花共研细末，温水冲服，以补益气血增强免疫功能。

（14）阴虚血热案

冉某，女，35岁，职工，武汉市人。2008年9月就诊。

患者慢性肾炎近两年，尿红细胞持续不减，在市某医院住院做肾活检提示为IgA肾病，欲求中医药治疗，遂慕名前来就诊。症见：面色无华，腰膝酸软，手足心热，口燥咽干，时有烦热，溲赤便干；月经不调，提前1周，色红。舌质红，少苔，脉象细数。尿常规检查：红细胞（+++）、蛋白（±）。辨为阴虚血热所致，治宜滋肾养阴，清热活血。处方：

生地10g　枣皮10g　当归10g　白芍10g　女贞子20g　墨旱莲20g　制首乌20g　制龟板10g　生龙牡各30g　阿胶10g　车前草20g　泽泻10g　白茅根30g　生地榆20g　栀子10g　丹皮12g　茜草10g

日1剂，煎服3次。

二诊：服上方月余，手足心热，烦热减轻，溲利便通。守上方，去车前草、泽泻，加五味子、怀牛膝、熟地。

三诊：上方调治3个月，月经基本正常，手足心热、烦热减，腰膝酸软缓解。尿检：红细胞（+）。守上方，去生龙牡、制龟板、栀子，加黄芪、太子参。

四诊：上方调治半年，诸恙悉平，尿检正常。

按语： 慢性肾炎迁延日久，肾阴亏虚，阴虚则内热，阴津耗伤，气血虚损，故出现阴虚内热诸症，但重在阴虚，且重在肾阴亏虚，故方用二地、归芍、首乌、阿胶、制龟板等滋肾养阴；生龙牡、栀子、丹皮潜阳清热；车前草、泽泻、白茅根清热利尿，导热外出，共收养阴清热、凉血止血之功。

（15）肾阴亏虚，损伤脉络案

张某，男，26 岁，电工，武汉市人。2008 年 5 月就诊。

患者就诊前无痛性血尿年余，时作时止，在市多家医院检查，肾盂造影，膀胱镜检等均未发现占位性病变及结石影，诊断为肾炎，遂前来就诊。症见肉眼血尿如洗肉水，腰痛以清晨为甚，阴茎易勃起，时有遗精，腰膝酸软，神疲乏力，头晕耳鸣。舌质红，苔薄，脉弦细。尿常规检查：潜血（+++）、蛋白（+）、白细胞（+）。中医辨证为肾阴亏虚，相火妄动，脉络受损。治宜滋补肾阴，清泻相火，淡渗利尿。处方：

制首乌 10g　女贞子 20g　墨旱莲 20g　生地 10g　知母 10g　黄柏 10g　栀子 10g　丹皮 12g　小蓟 15g　生地榆 30g　前草 10g　泽泻 10g　白茅根 30g

日 1 剂，煎服 3 次。

二诊：服上方 2 周，腰痛减轻，尿色变淡。尿检：蛋白（±）、潜血（+）。守上方去知母、黄柏，加桑椹子。

三诊：服上方半月，诸症悉减，尿检正常。嘱服六味地黄丸巩固善后，随访半年无恙。

按语：该患者求医多地，止血不效，补亦少功。本病例实由肾阴亏损所致，先师李老对此证型一方面滋补肾阴，清泻相火，另一方面淡渗利尿，导热外出，切忌壅塞。遣方用药，遵循补中有泻，泻中有坚，坚中有利，利中有止，止中有行，故能奏功。

（16）脾肾气虚夹湿浊案

唐某，男，48岁，村民，安陆人。2009年10月就诊。

患慢性肾炎，病史3年，延久不愈，慕名前来就诊。症见面色萎黄，腰酸困重，腿软乏力，少气懒言，精力疲惫，纳呆腹胀，时有恶心，尿少便溏，下肢浮肿。舌质淡，苔白腻，脉象沉细而弱。尿常规检查：蛋白（+++）、红细胞（+）、白细胞（±）；肾功能检查，血肌酐112μmol/L偏高，轻度受损。中医辨证为脾肾气虚，兼夹湿浊，治宜益气健脾，祛湿化浊。处方：

仙茅10g　淫羊藿10g　巴戟天10g　杜仲10g　菟丝子10g　黄芪20g　党参10g　白术10g　茯苓20g　陈皮12g　姜夏10g　炙甘草6g　藿香10g　当归10g　川芎10g

日1剂，煎服3次。

二诊：服上方半月，恶心缓，纳谷增，腹胀减轻，大便仍溏。守上方加干姜、砂仁，配服肾复康片。

三诊：上方调治2月，诸症悉减。尿检：蛋白（+）。守上方，去藿香、干姜、砂仁、姜夏，加丹参、芡实、金樱子、山茱萸，配服肾复康片。

四诊：调治3月余，诸症悉平，体健神复。尿检正常，肾功能复查正常。拟肾复康片合六君子丸巩固善后。2012年底，患者前来复诊，检查正常，健康无恙。

按语：慢性肾炎罹患日久，脾肾亏损，精伤气耗。肾气虚，气化失司则尿少肢肿；脾气虚，水湿不运，升降失职，故纳呆腹胀或恶心；脾肾气虚，湿邪阻滞，则腰酸困重，腿软乏力，气虚懒言，精神疲惫等。方用仙茅、淫羊藿、巴戟天、杜仲、菟丝子等温肾阳、补肾气、健运脾土，以助水之气化；黄芪、党参、白术、茯苓补中气，益气健脾祛湿；

姜夏、陈皮燥湿化浊，配藿香助芳化湿浊之力，湿祛浊降肿消，并配服肾复康滋补脾肾，扶正固本，焉能不愈？

（17）脾肾阴阳两虚案

张某，男，35岁，襄阳人，营业员。2010年9月就诊。

患者素体正虚，易招外邪，容易感冒，在当地医治2年余，诊断为慢性肾炎。近周来复感，遂前来求治。刻诊：面色㿠白，腰酸怕冷，眼睑及双下肢浮肿，小便量少，大便日3次左右，多稀溏便，口干苦，纳食少，五心烦热，夜寐欠安，咽喉不适。舌质红，苔薄白，根部微黄，脉细数。尿常规检查：蛋白（＋＋）、潜血（±）；肾功能检查轻度受损。中医辨证为脾肾阴阳两虚。治宜滋阴补肾，健脾活血法。处方：

生地12g　山药15g　山茱萸10g　丹皮10g　茯苓20g　泽泻12g　淫羊藿12g　巴戟天10g　仙茅12g　菟丝子15g　补骨脂10g　党参12g　炒白术10g　车前子15g　丹参30g　益母草20g

日1剂，煎服3次。

二诊：服上方3月余，浮肿渐退，精神食欲好转，唯大便仍溏薄，饮食稍不注意则见腹泻。舌质淡，苔薄白，脉沉细。此为肾阴亏虚已复，脾失健运之候，拟补肾健脾法。处方：

党参12g　黄芪20g　茯苓20g　焦术10g　山药15g　干姜10g　砂仁6g　炒扁豆20g　泽泻12g　车前子12g　菟丝子15g　补骨脂10g　杜仲15g　当归10g　川芎10g

日1剂，煎服3次，配服肾复康片。

三诊：上方调治3月余，大便正常，浮肿消退，病情稳定。复查尿常规：蛋白（±）。拟用紫河车胶囊（紫河车、黄芪、金蝉花、阿胶、鹿角胶、制首乌）合肾复康片同服，善后巩固。

四诊：肾复康片合紫河车胶囊合服约半年，面色有华，体健神佳。

复查尿常规正常;24小时尿蛋白定量测定正常;肾功能正常,病情告愈。

按语:此例肾炎患病日久,素体正虚,反复易感,脾肾俱虚。肾阳虚,气化不利,脾阳虚,运化失常,故见小便少,眼睑浮肿;阳损及阴,虚火上扰,故见口干而苦,五心烦热,夜寐不安等;舌质红,苔薄黄,脉细数,亦为脾肾阴阳两虚之证。故方用六味地黄汤加淫羊藿、巴戟天、仙茅、菟丝子、补骨脂等温而不燥补肾之品调治,待阴虚恢复后,加强益气健脾之法,大便正常,症情稳定,改用肾复康片合紫河车胶囊联合调治,乃获全功。

盖"阳虚易治,阴虚难调"古有明训,且肾阴肾阳相互为用,本病在阳损及阴的情况下,若单用辛温壮阳之品,反致耗阴之弊。故在滋阴补肾的六味地黄汤中加用温而不燥的淫羊藿、巴戟天、菟丝子等温补肾阳,配合甘温之党参、黄芪以补益脾气,经过半年的调治,方收阴阳平衡,脾肾气复,水道通调之效。

二、急慢性肾盂肾炎及尿路感染——芙蓉尿感清

1. 概述

急性肾盂肾炎是由于各种常见的革兰氏阴性杆菌和革兰氏阳性球菌感染肾盂、肾间质引起的炎症性疾病,大肠杆菌为主要的致病菌,临床表现起病急骤或寒战高热,尿频、尿急、尿痛等膀胱刺激症状明显,尿常规检查及尿细菌培养可明确诊断。若不及时彻底地治疗可转为慢性肾盂肾炎。根据其临床表现,急性肾盂肾炎可统属于中医学中的"热淋""血淋"等范畴,其主要病机为湿热蕴结下焦,膀胱气化失司,水道不利。

慢性肾盂肾炎是由于急性肾盂肾炎迁延未愈转变而成。但多数患者无急性病史,临床表现类似"气淋""劳淋"之证,若病情反复发作,

病程日久，缠绵不已，则可由实转虚或虚实错杂，伤及肝、脾、肾多个脏腑，导致肾功能受损。

尿路感染是肾脏、输尿管、膀胱和尿道等泌尿系统各个部位感染的统称。上尿路感染指的是肾盂、肾盏及输尿管部位的感染，下尿路感染指的是膀胱和尿道的感染，尿路感染的临床症状呈现多样性，比较典型的临床表现为尿频、尿急、尿痛，有的还伴有腰痛发热等。西医的诊断标准有两条：①中段尿中某菌体的含量超过 10^5 菌落形成单位（cfu）/mL 时就可以诊断为尿路感染。②中段尿培养菌落形成单位低于 10^5 cfu /mL，但有临床症状时，也可确诊为尿路感染。

2. 尿感验方——芙蓉尿感清

此验方乃王老根据先师李丹初教授的学术经验，在长期的临床中反复实践，不断总结而传承的，用此方治疗尿路感染数以万计，无不效验，不胜枚举。

（1）药物组成

芙蓉花　忍冬藤　连翘　蒲公英　紫花地丁　萹蓄　黄柏　六一散丹皮　车前草　白茅根　通草　乌药

（2）功效

清热利湿，解毒通淋。

（3）方解

方中芙蓉花解毒通淋、凉血消肿为君药，忍冬藤、连翘、蒲公英、紫花地丁助其清热解毒之力，萹蓄、黄柏、六一散、车前草、通草等利湿通淋，白茅根清热凉血，导热外出，乌药以行气通瘀。全方共奏清利湿热、解毒通淋之功，实为治疗尿路感染的验方。实验研究表明本方具有减少炎性渗出，提高血清溶菌酶含量，促进抗 SRBC 抗体形成，增强巨噬细胞活性的良好作用，从而有利于消除尿路炎症和改善临床症状。

3. 验案范例

（1）热淋（膀胱湿热）案

曹某，女，52岁，鄂州市人，家庭主妇。2010年4月23日就诊。

患者诉因上街购物受累而发病，突起尿频、尿急、尿道口灼热刺痛，腰酸痛。在当地医院检查诊为急性肾盂肾炎，给予抗生素滴注治疗3天，效果不显，遂前来我院肾病专科门诊就治。询问其症状如前所述。脉象滑数，舌质红苔黄腻。尿常规检查：白细胞（+++），计数1290个/微升，上皮细胞50，蛋白（+）。辨证为热淋（膀胱湿热），治宜清热利湿，解毒通淋。予芙蓉尿感清方：

芙蓉花30g　忍冬藤30g　连翘15g　蒲公英30g　紫花地丁15g
萹蓄20g　黄柏12g　六一散30g　丹皮10g　车前草30g　白茅根30g
通草6g　乌药6g

共9剂，前2日每日服2剂，水煎服。

二诊：4月29日前来复诊，患者诉诸症悉平，十分高兴，称赞药方灵验。复查尿常规白细胞（-）蛋白（-）。嘱其注意卫生，避免劳累。

（2）热淋（湿热蕴结下焦）案

李某，女，69岁，汉川县人，退休工人。2011年5月7日就诊。

患者诉有慢性肾盂肾炎病史，此次支气管炎发病，在当地医院医治后，又出现尿频、尿少、色黄而浊、涩痛不舒，腰痛小腹胀，睑浮足肿，疲乏无力。舌质暗苔薄黄，脉象滑数。尿常规检查白细胞（+++）、计数5109个/微升、红细胞（+）、蛋白（+）、浊度（++）；中段尿培养菌落>10^5 cfu/mL，革兰氏阴性杆菌生长。西医诊断为慢性肾盂肾炎急性发作；中医诊断为热淋，证属湿热蕴结下焦。治宜清热利湿，解毒通淋。方拟芙蓉尿感清原方加萆薢30g、石菖蒲10g、杜仲10g、川牛膝10g，共7剂，每日一剂，煎服3次，每次约150mL。

二诊：5 月 14 日前来复诊，诉服药后，尿路症状缓解。复查尿培养阴性，尿常规检查阴性。因下肢仍有轻度浮肿，要求服药巩固。故以益肾健脾利湿之品调理善后。

按语：上述二例诊断为尿路感染，其临床症状皆有尿频、尿急、尿痛等膀胱刺激症状，归于中医"热淋"范畴，湿热壅滞下焦，膀胱气化失司，水道不利是其主要病机。上述病例均以芙蓉尿感清施治而收效。

（3）膀胱湿热，兼夹外感案

周某，男，70 岁，武汉市江夏区，退休工人。2010 年 7 月 8 日就诊。

诉半月前腰部扭伤，活动受限，近日来小便频数，十分钟左右一次，量少色深黄，尿道口灼热，刺痛难忍，少腹胀痛，同时伴头痛发热，鼻塞流涕，咽痒不适，大便秘结。舌质红苔黄，脉滑数。查体温 38℃，尿常规检查：白细胞（+++）、计数 6658 个 / 微升、上皮细胞 242、浊度（+）、蛋白（+）。诊断为尿路感染，中医辨证为膀胱湿热，兼夹外感。治拟解毒通淋，疏风解表。处方：

芙蓉花 30g　忍冬藤 30g　连翘 15g　蒲公英 30g　紫花地丁 15g　萹蓄 20g　黄柏 12g　六一散 20g　通草 6g　薄荷 7g　防风 10g　桑叶 10g　川芎 10g　牛蒡子 10g　大黄 10g

3 剂，每日 1 剂，煎服 3 次，每次 150mL。

二诊：服上方后，大便通，小便利，发热退，头痛解。复查尿常规：白细胞（-），尿沉渣白细胞镜检 3 个 /HP。守上方，去大黄及疏风解表之药，加太子参、白术、茯苓、陈皮等药健脾利湿以扶正。7 剂，煎服同上。

三诊：服上方后，纳谷增，二便常，精神可。唯腰仍有不适感。拟地仲补肾丸治腰痛，巩固善后。

按语：此例患者由于年老体弱，腰肌受损，活动受限，二阴不洁等因素导致湿热下注膀胱，湿热壅滞，故患者小便频数，量少色深，灼热刺痛；湿热壅滞，气化失司，腑实热壅，故大便秘结不解；脉滑数、苔黄腻均为湿热之征，故拟"芙蓉尿感清"清热利湿，解毒通淋，加用大黄通腑泄热，达便解热清之目的。

（4）膀胱湿热，浸淫肝胆案

刘某，女，32岁，武汉市人，营业员。2005年9月5日就诊。诉恶寒发热2天，口苦，胁胀，厌食，见油腻食物恶心，疲倦乏力，尿频、尿急量少、涩滞灼热不舒，小腹痛，大便不爽，脉象弦数，舌红苔黄。就诊前在市某医院诊治，打针输液2天，恶寒发热退，余症未减，慕名前来我院医治。尿常规检查：白细胞（+++），计数3500个/微升，细菌数7630个/微升，肝胆B超未见明显异常。中医辨证膀胱湿热，浸淫肝胆。治拟清肝泻胆，解毒通淋。龙胆泻肝汤合芙蓉尿感清加减。处方：

龙胆草10g　栀子10g　黄芩10g　芙蓉花30g　忍冬藤30g　连翘15g　蒲公英30g　紫花地丁15g　萹蓄20g　滑石20g　甘草6g　柴胡10g　生地10g　当归10g　车前草20g　通草6g

共7剂，每日1剂，煎服3次。

二诊：服上方后，口苦、胁胀减，小便涩滞灼热好转，尿常规复查，白细胞计数，细菌数均在正常范围。守上方，去龙胆草、黄芩、栀子、通草，加白术、陈皮、炒山楂等健脾助运之品，续服7剂。

三诊：患者纳食增，精神复，诸羔悉平。复查尿常规正常。

按语： 本例尿路感染由腑入脏，湿热浸淫肝胆，上犯少阳，故有寒热，口苦，胁胀，厌食，心烦欲呕；湿热下注膀胱，经脉受阻，则少腹胀痛，尿频量少色黄，涩滞灼热；脉滑数、舌红苔黄均为膀胱湿热之象。故方拟清泻肝胆法，龙胆草、栀子、黄芩清泻肝胆之火，芙蓉花、忍冬藤、连翘、蒲公英、紫花地丁解毒清热，滑石、通草、车前草等利湿通淋，柴胡疏肝理气，当归、生地滋阴养血，扶正祛邪，防苦寒伤阴之弊。全方侔使肝胆实火清，膀胱湿热除。

（5）膀胱湿热，壅遏中焦案

陈某，女，58岁，武汉市人，大学老师。2011年9月7日就诊。

患者诉发热，午后热甚，尿频、尿急、尿痛，尿浑浊，大便秘结，同时伴有口苦黏腻如裹、脘胀纳呆、身困倦怠等，在校医院诊断为尿路感染，抗感染治疗后发热退，但尿路症状未减，口苦黏滞加重。脉象滑数，舌质暗、苔浊而厚腻。尿常规检查白细胞（+++），浊度（++），肝功能未查。中医辨证为膀胱湿热，壅遏中焦，治以清热解毒，祛湿化浊法。三仁汤合芙蓉尿感清加减。处方：

杏仁10g　竹叶10g　法半夏10g　白豆蔻10g　薏苡仁30g　滑石30g　通草6g　芙蓉花30g　忍冬藤30g　连翘15g　蒲公英30g　紫花地丁15g　黄柏12g　草薢30g　石菖蒲12g　大黄10g

共5剂，首日2剂，煎服4次。

二诊：服上方后，患者诉大便通，小便浑浊减，口苦黏滞如裹明显好转，欲食增加，欣喜有加。尿常规检查（-）。处方调整：

芙蓉花30g　忍冬藤30g　蒲公英15g　紫花地丁10g　萹蓄15g　滑石20g　甘草6g　藿香10g　砂仁10g　白术10g　陈皮12g　炒山楂10g

共7剂。

三诊：服上方7剂清热利湿、醒脾健胃之品后，口苦减，纳谷增，二便利，精神好转，健康如常。

按语： 本病例由于湿热壅遏中焦致使三焦受阻，气化失司，通调失常，湿热阻滞于内，故发热或午后热甚；湿遏阻滞则口苦黏腻，脘痞纳呆，身重疲乏；湿郁化热伤中则大便秘结；湿热伤肾则腰痛；湿热下注膀胱则气化失司，水道不利，分清泌浊失职，则见小便频涩浑浊。脉象滑数，苔浊而厚腻均为膀胱湿热，壅遏中焦之象。故此例重在祛湿化浊，宣畅气机。首用"三仁汤"化裁，杏仁、竹叶、法半夏宣肃肺气，蔻仁、厚朴疏畅气机，芳化湿浊，大黄、薏苡仁、滑石通草等通腑泄热，再配以芙蓉花、忍冬藤、连翘等解毒清热，萆薢、石菖蒲分清泌浊，助祛湿化浊之力，全方共奏祛湿化浊、解毒通淋之功。

（6）膀胱湿热，心火下移案

邹某，女，35 岁。1990 年 5 月 12 日就诊。

患者因劳作发病，尿频、尿急、尿痛，尿短赤而黄，伴口干心烦。舌尖红苔黄腻，脉细数。尿检：红细胞少许，脓细胞（++）。辨证：心火下移小肠，膀胱湿热所致。治法：清心火，利湿热。处方：

生地 12g　竹叶 8g　滑石 20g　木通 6g　甘草 6g　栀子 12g　车前草 15g　白茅根 15g　萹蓄 12g　连翘 15g　忍冬藤 15g

日 1 剂，煎服 3 次。

二诊：服上方 7 剂，小便频急、痛缓解，心烦减轻，但有恶心感。守上方，加姜半夏、陈皮，去木通。

三诊：6 月 26 日，诸症已愈，尿检正常。

按语：本证急发，心经火盛，下移小肠，湿热之邪侵入膀胱而成，故拟导赤散合八正散加减，清心泄热，配忍冬藤、连翘、蒲公英、栀子解毒清热，车前草、白茅根利湿清热。药证相恰，淋病速愈。

（7）血淋（膀胱湿热，血热妄行）案

陈某，男，30 岁，工人。2005 年 9 月 5 日就诊。

诉近周来因家事不和，感心绪不宁，心烦燥热，口干少寐，小便欠利等，未引起注意；近日突发肉眼血尿，尿色红赤，溲频短急，尿道灼热涩滞，脐腹痛，大便秘。舌尖红苔薄黄，脉数有力。尿常规检查：红细胞（+++），白细胞（++），肾 B 检查未提示明显结石影。病属血淋，辨证为心火下移，热注膀胱，血热妄行。治宜清热通淋，凉血止血。处方：

小蓟 10g　生地 10g　竹叶 10g　滑石 20g（包煎）　通草 6g　金银花 20g　萹蓄 10g　栀子 10g　丹皮 10g　当归 10g　藕节 10g　蒲黄 10g　大黄 10g　枳实 10g　白茅根 30g　甘草 6g

日 1 剂，煎服 3 次。

二诊：服上方 3 剂，小便颜色好转，大便通，脐腹痛解。仍有口干少寐，守上方去大黄、枳实，加黄连、麦冬、夜交藤。

三诊：服上方 7 剂，患者诉便通溲利，心宁寐安，诸症消失。尿常规检查正常。

按语：此例血淋，属心火下移，热注膀胱，血热妄行所致。盖心属火脏，主血脉合小肠，若平素心绪不宁，燥热炽盛，心火下移，热注膀胱，热伤脉络，逼血妄行，则血淋乃成。血热壅塞膀胱，气化失司，气机不畅，故脐腹疼痛。肠道受阻，则大便秘结。舌尖红，苔黄，脉数有力均为火热的表现。方用小蓟饮子加金银花、萹蓄、车前草、白茅根、丹皮等清热通淋导热外出，小蓟饮子除清热通淋外，主要是清心凉血、养血止血，体现心清则小便利，心平则血不妄行的治疗原则，符合心火下移，热注膀胱的病机，方药配伍取得清热通淋、凉血止血之效。

（8）血淋（阴虚血热）案

李某，女，50 岁，退休职工。2005 年 7 月 12 日就诊。

患者诉，有慢性尿路感染病史，心火重，食用辛辣后易发口腔溃疡；尿量少，颜色黄或尿不尽，尿道口时有热感，反复发作，时轻时重，时作时止，曾在当地医治，口服头孢类药物，效果不佳；近来出现血尿，遂慕名前来我院肾病专科就诊。症见尿色淡红，无明显尿痛，排尿欠畅，耳鸣，五心烦热，口燥咽干，舌红苔少，脉细数。尿常规检查：白细胞（±），红细胞（＋＋）。辨证属阴虚火旺，脉络受损。治以滋阴降火，清热凉血。处方：

知母 10g　黄柏 12g　生地 15g　熟地 15g　山茱萸 12g　山药 15g　泽泻 30g　丹皮 12g　茯苓 15g　制龟板 10g　生龙骨 30g　生牡蛎 30g　阿胶 10g　旱莲草 30g　怀牛膝 10g　白茅根 30g　车前子 10g

共 7 剂，日 1 剂，煎服 3 次。

二诊：服上方 7 剂，小便颜色好转，五心烦热减轻。守上方，去知母、黄柏，加玄参、麦冬、黄连。

三诊：服上方 2 周，患者上述症状基本缓解，二便正常，尿常规检查正常．方拟六味地黄丸加女贞子、墨旱莲、阿胶、制何首乌、当归、白芍、太子参、丹参制成丸药，巩固善后。

按语：本例患者为血淋之虚证，因慢性尿感日久不愈，久病必虚，肾阴更加亏虚，导致阴虚火旺，脉络受损，血尿乃作。腰膝酸软，口干咽燥，头晕耳鸣，均是阴虚火旺之证。故方用知柏地黄汤滋阴降火。二诊时又加用黄连、玄参、麦冬等，以助降君相火旺。尔后方用六味地黄丸加女贞子、墨旱莲、阿胶、制何首乌、当归、白芍、太子参、丹参等研制成丸，巩固善后，乃收其功。

（9）气淋（膀胱湿热，气血瘀滞）案

胡某，男，52 岁，郑州市人，村民。2012 年 3 月 15 日就诊。

患者诉近 10 天来因家事不和，心情郁闷，嗳气纳减；近 2 天突发脐腹部胀满，疼痛渐重，甚则难忍，不喜按，大便不畅，小便赤涩，余沥不尽，非常苦楚。在当地医院治疗罔效，遂前来就诊。尿常规检查白细胞（＋＋），浊度（＋），脉象沉细，舌质暗苔薄白。中医辨证为气淋实证，气血瘀滞所致。拟行气活血，利尿通淋。处方：

石韦 30g　冬葵子 20g　滑石 30g　车前子 20g　沉香 10g　乌药

12g　柴胡 10g　枳实 10g　当归 10g　赤芍 10g　王不留行 30g　红花
10g　木香 10g　陈皮 12g　川牛膝 20g　甘草 6g

日 1 剂，水煎服 3 次，每次 150mL。

二诊：服上方 7 剂，脐腹胀满疼痛缓解，小便涩滞感减轻，大便已调畅。守上方，去木香、枳实、红花，加郁金、川芎、白花蛇舌草、益智仁。

三诊：服上方 7 剂后，二便已调，心胸郁闷缓解，纳食增加，诸恙消失。

按语：此例患者因素有情志不舒，肝气郁滞，肝失疏泄调达，久郁化火，气火拧结，壅塞膀胱，气化不利故脐腹满闷，疼痛难忍，小便涩滞，余沥难尽，成为气淋实证。方拟柴胡疏肝散合沉香散疏肝解郁，行气活血，利湿通淋而收其效，提示调畅气机是关键。气机调畅，湿热得清，湿热清，则气淋平。

（10）气淋（脾虚气陷）案

杨某，女，53 岁。2011 年 9 月 21 日就诊。

诉近半月来因为劳累致小便涩滞、余沥不尽，尿色不深，下腹作胀，按之则舒，纳食不佳，困倦乏力。在外院查尿常规红细胞少许，白细胞（＋）。诊为尿路感染，给以左氧氟沙星静滴治疗 3 天，症状未缓解，并出现恶心欲呕症状，遂转来我院中医治疗。症见精神不佳，面色萎黄，气短懒言，仍诉下腹作胀喜按，小便余沥难尽。舌淡红，苔白腻，脉濡滑。中医诊断为气淋（虚证），证属脾虚气陷夹湿。治以补脾益气，祛湿通淋。处方：

黄芪 30g　白术 15g　升麻 10g　柴胡 10g　当归 10g　人参 10g
陈皮 10g　炙甘草 10g　小茴香 10g　沉香 10g　玄胡 10g　川牛膝 12g
滑石 30g　车前子 10g　半夏 10g　生姜 3 片

共 7 剂，日 1 剂，煎服 3 次，每次服 150mL。

二诊：诉服上方后，恶心感基本消失，少腹胀痛减轻，精神较前好转，纳食可，仍有轻度的小便淋漓不尽感。守上方，去半夏、生姜，加茯苓、益智仁、乌药，续服 7 剂，服法同前。

三诊：诉服上方后，小便已正常，纳食可，精神转佳。复查小便阴性。嘱患者注意休息，避免劳累，同时服肾复康片善后。

按语：气淋虚证主要是由素体虚弱或久病不愈，或劳累过度等因素导致中气受损，脾气虚弱下陷，故症见小便淋漓不尽，下腹胀痛，因是气虚下陷之证，故痛而喜按。气虚不足，膀胱气化失职，故小便余沥不尽。气短懒言、神疲乏力、舌淡红苔白腻、脉濡滑均为脾虚气陷之征。故治以补中益气、祛湿通淋之法而获效。

（11）肾阴虚湿热案

雷某，女，49 岁，职工。初诊：1991 年 6 月 5 日。

患者诉患慢性尿路感染 10 余年，伴头晕耳鸣，咽干燥热，时轻时重。就诊时症见小便淋漓不尽，时有涩滞感，腰膝酸软，神疲乏力，头晕耳鸣，咽干舌燥，纳谷一般，脉象沉细而弱，舌暗红、苔薄少津。查尿常规白细胞（＋），红细胞（±）。中医辨证属肾阴亏虚，兼有湿热。治以滋补肾阴，利湿通淋。处方：

桑椹 15g　菟丝子 15g　枸杞 15g　女贞子 12g　旱莲草 15g　忍冬藤 30g　连翘 15g　蒲公英 20g　泽泻 15g　白茅根 15g　萹蓄 12g　杜仲 15g　桑寄生 15g

日 1 剂，煎服 3 次，每次 150mL。

二诊：连服上方 15 剂，病情显减，因外出不能煎服中药，拟肾复康片、双石通淋胶囊善后。

三诊：7 月 12 日，尿检正常，病获痊愈。

按语：淋证迁延，日久伤肾，故腰酸腰痛。此例证属肾阴受损，膀胱湿热未尽所致，拟滋补肾阴以固其本，祛湿通淋以治其标，病乃获效。

（12）肾虚湿热案

黄某，男，50 岁，在职职工。2010 年 8 月 10 日初诊。

患者诉近半年来小便次数较多，加重 10 余天，喝水即欲尿，有轻微的涩滞感，夜尿亦有 2～3 次，自感少气懒言，困倦乏力，腰酸腰痛，头昏耳鸣，以晨起时为甚，伴有阳痿早泄。舌质淡红、苔白，脉沉细弱。查尿常规：红细胞（±）、白细胞（±）。中医辨证为肾气不足，兼夹湿热。治以补益肾气，祛湿通淋。方用无比山药丸加减。处方：

山茱萸 12g　肉苁蓉 15g　怀牛膝 10g　菟丝子 20g　茯苓 15g　五味子 10g　巴戟天 15g　熟地 15g　山药 20g　赤石脂 10g　泽泻 10g　杜仲 15g　黄芪 20g　太子参 10g　车前子 15g　瞿麦 15g　萹蓄 30g

共服 7 剂，日 1 剂，煎服 3 次，每次 150mL。配服肾复康片。

二诊：服上方后，患者精神好转，体力增强，纳食可，小便涩滞感消失，夜尿 1 次，腰酸减轻，仍有耳鸣。查尿常规阴性。中药守上方，去车前子、瞿麦、萹蓄，加磁石、葛根，共 7 剂，煎服法同上。配服肾复康片。

三诊：服完上方，患者耳鸣症状明显缓解，无明显腰酸腰痛，小便正常，查尿常规阴性。嘱避免劳累，忌食辛辣肥甘，同时服肾复康片善后。

按语：此例患者人到中年，肾气渐虚，开合不固，故夜尿频多；肾气虚损，气血不足，则见腰酸腰痛，头晕耳鸣；气虚则少气懒言，神疲乏力；小便频数涩滞为湿热留滞膀胱之象。故用补益肾气、利湿通淋之法，虚实兼顾而收效。

（13）劳淋（脾肾阳虚，湿热未尽）案

陈某，女，50岁，孝感市人，村妇。2015年3月6日就诊。

患者诉小便频数，夜起3～4次，欲解难尽，余沥不已，稍一劳累，病情加重，曾在武汉某医院住院治疗，诊断为慢性肾盂肾炎。近周来睑浮足肿，时轻时重，时作时止，恶寒肢冷，腰膝酸软，神疲乏力，纳少便溏。舌质淡，苔白微黄，脉沉细数。尿常规检查：白细胞（＋＋）、浊度（＋）、上皮细胞52个/微升、蛋白（±）。中医辨证属"劳淋"，为脾肾阳虚，湿热未尽，拟温补脾肾，清热利湿法。处方：

菟丝子20g　巴戟天10g　补骨脂10g　杜仲10g　怀牛膝10g　熟地15g　山茱萸15g　益智仁30g　山药20g　干姜10g　茯苓15g　白术10g　砂仁10g　滑石20g　车前子10g　白花蛇舌草20g

共7剂，每日1剂，水煎服3次，每次150mL。配服肾复康片。

二诊：服上方后纳食增强，大便好转，小便次数减少，腰酸腿软减轻。尿检白细胞（＋）。守上方去干姜，加乌药，续服7剂，配服肾复康片。

三诊：尿检阴性，肿退症平。

按语： 患者小便淋漓日久，缠绵难愈，综观其证，病在脾肾，阳虚邪恋，故其治则温补脾肾，佐以清利湿热。方中菟丝子、巴戟天、补骨脂、杜仲、益智仁等温补肾阳，熟地、山茱萸、怀牛膝滋肾填精，干姜、茯苓、山药、白术、砂仁等暖脾逐湿，益气健脾，佐以滑石、车前子、白花蛇舌草清热利湿以通淋，药证合拍，故而收效。值得提出的是其妙有三：一是温补和清利结合，温肾阳，温而不燥故不助热；清湿热，避苦寒而不伤阴。二是温肾与滋阴结合，体现"孤阴不生，独阳不

长""从阴养阳,从阳养阴""阴阳互根"的学术思想。三是先后二天结合,肾为先天之根,脾为后天之本,温补脾脏使脾气健运,后天实则肾气充,而先天足。

(14)脾虚湿滞案

胡某,女,38岁,工人。1991年6月7日就诊。

患者小便淋漓,伴纳差神疲10余年,尿检常有脓细胞,反复发作,诊断为慢性尿路感染。就诊时症见面色萎黄,小便淋漓,遇劳累加重,身重倦怠,精神疲惫,纳差便溏,带下色白或清稀,脉沉细,舌淡红苔薄腻。尿常规检查白细胞(++)、红细胞(+)、蛋白(±)。中医辨证属脾虚湿滞。治以益气健脾利湿。处方:

黄芪30g　党参12g　苍白术各12g　茯苓15g　干姜6g　砂仁6g　陈皮10g　炙甘草6g　薏苡仁15g　菟丝子15g　山药20g　芡实30g　莲须10g　升麻6g　柴胡10g

日1剂,煎服3次。

二诊:服上方15剂,症情显减,小便利,纳谷开。继服上方。

三诊:6月23日,诉带下好转,尿检正常,精神恢复。

按语:此例患者为脾虚湿滞。盖脾气亏虚,健运失职,故纳差便溏;化生不足,气血失养故面色萎黄;脾气亏虚致升清统摄功能受损,则小便淋漓,带下清稀,身重倦怠,神疲乏力;舌淡红苔薄腻,脉沉细皆为脾虚湿滞之象。方中人参、黄芪益气健脾;茯苓、苍白术、砂仁、陈皮、薏苡仁等健脾燥湿;干姜暖脾温中,行气祛湿;带下色白清稀为脾虚湿滞所致,故加用芡实、莲须、菟丝子、山药等益肾健脾以固涩,升麻、柴胡升阳举陷,助健脾统摄之功。

三、肾病综合征——防反跳方

1. 概述

肾病综合征是以大量蛋白尿（≥ 3.5g/d）、低蛋白血症（< 30g/l）、高脂血症和水肿为主的一组症候群。肾病综合征有原发和继发之分。继发性因素主要有系统性红斑狼疮、过敏性紫癜、糖尿病肾病、多发性骨髓瘤、肾淀粉样变等。只有在排除了继发的因素，才能诊断为原发性肾病综合征。目前西医的治疗包括糖皮质激素、免疫抑制剂、抗凝剂、血管紧张素转化酶抑制剂、血管紧张素受体阻滞剂等。但是仍存在激素依赖、激素抵抗，甚至激素无效的情况。由于激素、免疫抑制剂的副作用，导致了感染的发生率增加，甚至出现不可控制的感染，引起患者的死亡。由于激素、免疫抑制剂的局限性、副作用，增加了该病的治疗难度。

根据该病的临床表现，属于中医学"水肿"范畴，随其病情的进展，逐渐表现为"癃闭"，甚至"关格"。因此对于本病的治疗，主要是延缓其病情的进展。肾病综合征主要是由于人体正气不足，外邪侵袭所导致。人体正气的强弱，主要受卫气营血影响。卫气营血主要与肺脾肾相关。在疾病的起始阶段或疾病的急性加重阶段，一定以实邪为主，此阶段实则治其标，祛邪为主。在疾病的缓解期，以脏腑虚损为主要表现，以补益药为主。但是在疾病的发展过程中，更多的是虚实夹杂，如瘀、毒、痰饮等阻碍气机，加重并促进病情的进展。

肾病综合征患者首诊多在综合医院诊治，多采用激素治疗。在诊治中有的是"不敏感"，有的是"依赖性"，有的是"副反应多"，有的是激素撤减后期"反跳多"，患者十分苦楚。王老在长期的临床实践中，在运用中医药减少激素的副反应，副作用，尤其是防反跳等方面积累丰富的经验，总结出"防反跳"验方，收到了良好的效果。

2. 防反跳验方

（1）药物组成

制附片 肉桂 淫羊藿 巴戟天 仙茅 菟丝子 枸杞 制何首乌 女贞子 制龟板 鹿角胶 芡实 枣皮 金蝉花 紫河车 黄芪 白术 茯苓 陈皮 升麻 炙甘草 当归 白芍 川芎 丹参

研末为丸，日服 3 次，每次 10g，温水吞服。

（2）功效

温补肾阳、滋养肾精、益气健脾、养肝活血。

（3）方解

肾病综合征患者激素撤减后期反跳，临床所见撤减至 10mg/d、5mg/d、2.5mg/d 不等，甚至有的激素顺利减完停用半年后复发。观察其反跳原因诸多，一是感受外邪，反复感冒；二是食欲减退，脾阳不振，生化失源；三是疲劳，小便泡沫多，肾蛰藏不固，蛋白漏泄；四是肾阳虚弱，水湿不利等。究其根本原因，是在长期应用激素类药物过程中，造成肾上腺皮质功能损害，肾上腺皮质功能由兴奋到低下，或肾上腺皮质由增生到萎缩，出现肾的阴阳平衡失调，内分泌紊乱，免疫功能低下，全身脏腑功能受损，这是反跳的根本所在。防反跳方，重在温阳补肾，养阴填精。缘由肾为先天之本，阳气之根，肾为元阴元阳之所系，温阳补肾，养阴填精是施治的关键，体现了"孤阴不生，独阳不长""从阴引阳，从阳引阴""阴阳互根，阴阳相长"的基本原理。方中配伍金蝉花、紫河车、制龟板、鹿角胶等血肉有情之品，既温补了肾中之阳气，又滋补了肾中之精血。同时还加用枸杞、制首乌、女贞子、黄芪、白术、茯苓、陈皮、升麻、当归、川芎、丹参等益气健脾、养肝活血之品，使脾得健运，生化有源，肝血得养，血脉得活，气血充足，以资后天养先天。全方共奏补肾固元、扶正固本之功，控制肾上腺皮质的萎缩，促进肾上腺的增生，有效阻止撤减激素所引起的反跳，保证激素撤减过程的安全。

在大剂量激素使用或撤减过程中，所出现的不同程度的"副反应""副作用"，王老根据其临床表现的症候群，采取辨证施治或病证结合的方法，中医药配合治疗能起到调控，或减少、缓解激素的不良反应，保证激素治疗的安全实施和顺利撤减，收到较好的效果。

3. 验案范例

（1）脾肾阳虚，湿邪阻滞案

胡某，男，15岁，仙桃市人，学生。2008年5月就诊。

患者2004年发病，在当地医院诊治，诊断为肾病综合征。用泼尼松治疗，但每次减量至5mg/d时就反弹，浮肿复发，尿蛋白上升，血白蛋白下降，此次是第5次反跳。症见形体偏胖，面浮无华，腰膝酸软，神疲乏力，肢肿，腹满，纳差，便溏，小便量少，泡沫多，咽喉黏滞不舒，舌淡胖边有齿痕，苔白腻，脉濡细。尿检蛋白（+++），肝功能、血脂检查：白蛋白21.8g/L，总胆固醇9.1mmol/L。辨证属脾肾阳虚，夹湿邪阻滞。治宜温补脾肾，利水消肿。泼尼松续服，剂量不增。处方：

制附片10g　淫羊藿10g　补骨脂10g　干姜10g　白术10g　茯苓30g　陈皮10g　泽泻10g　车前子30g　广木香10g　砂仁6g　大腹皮10g　丹参30g　益母草30g

日1剂，煎服3次，配服降脂丸（见本书中高脂血症部分）。

二诊：服上方半月，尿量增加，腹满有减，大便成形。上方续服，配服降脂丸、防反跳方丸。

三诊：续服半月，纳食增加，腰膝酸软好转，肢肿腹满减。尿检：

蛋白（＋＋）。方拟补肾固精、益气健脾，配合降脂丸、防反跳方丸。

四诊：上方调治 3 月余，尿蛋白（＋），血白蛋白升至 39.6g/L，总胆固醇降至 5.6mmol/L。停用降脂丸，续服防反跳方丸，泼尼松减至 2.5mg/d。

五诊：调治半年，诸症悉平，尿检蛋白（－），血白蛋白升至 45.6g/L。续服防反跳方丸。停用泼尼松观察。2010 年复查均正常，随访至今未复发。

（2）脾肾阳虚夹湿案

孟某，男，18 岁，鄂州市人，高中生。2006 年 8 月就诊。

患者 14 岁发病，诊断为"肾病综合征"，泼尼松治疗，撤减至 5mg/d 就反弹，此次是第 4 次复发，其父母十分担心。

刻诊见其面色㿠白，表情淡漠。诉手足不温，腰膝酸软，纳差乏味，大便偏溏，小便泡沫，容易感冒，咽喉有痰黏滞，下肢轻肿。脉象沉细，舌淡苔薄白，边有齿印。尿常规检查：蛋白（＋＋＋），隐血（±），肝功能、血脂检查提示白蛋白 31g/L，甘油三酯 2.1mmol/L。辨证属脾肾阳虚夹湿。治宜温阳补肾，益气健脾，活血利湿。处方：

黄芪 30g　党参 12g　炒白术 10g　防风 10g　炙甘草 6g　茯苓 30g　陈皮 10g　砂仁 10g　蝉蜕 6g　僵蚕 10g　当归 10g　川芎 10g　车前子 10g　肉桂 3g　菟丝子 15g　枸杞 15g

日 1 剂，煎服 3 次，配服肾复康片。

二诊：服药半月，诉咽喉黏滞感改善，纳食增强。尿检：蛋白（＋＋）。守上方续服，加用防反跳方丸。

三诊：上方调治 3 月余，纳可，二便可，肿退。肝功能、血脂复查，白蛋白 44.6g/L，甘油三酯 1.8mmol/L，尿检：蛋白（±）。继续服用防反跳方丸，泼尼松减完。

四诊：服丸药半年，面色红润，诸恙悉平。尿检蛋白（−），生化检查：总蛋白78g/L，白蛋白48g/L，血脂正常。已考取大学，随访2年无恙。

（3）脾肾阳虚案

唐某，男，19岁，鄂州市人，休学在家。2009年5月就诊。

肾病综合征患者，泼尼松治疗第6次复发。就诊时泼尼松10mg/d，这也是每次反弹复发之量，特地慕名前来求治于中医药。就诊时见面色萎黄，腰膝酸困，怕冷，神疲乏力，肢肿，纳食减少，大便偏溏，小便量少，泡沫多，脉象沉细而弱，舌质淡苔白腻，舌体偏胖。尿常规检查：蛋白（+++），血白蛋白28g/L，总胆固醇5.86mmol/L，肾功能检查正常范围。辨证属脾肾阳虚。治宜温补脾肾，利湿消肿。处方：

制附片10g　肉桂3g　补骨脂10g　干姜10g　肉豆蔻10g　芡实30g　黄芪30g　党参12g　炒白术15g　茯苓30g　砂仁10g　车前子15g　泽兰30g　川芎10g　炙甘草6g

日1剂，煎服3次，配服肾复康片。泼尼松继续维持不变。

二诊：服上方半月，大便溏薄已缓，小便量增加。守方续服，去肉桂，加菟丝子、山茱萸。

三诊：服药月余，大便成形，小便泡沫减少，纳食增加。尿检：蛋白（++）。改肾复康为防反跳方丸，泼尼松减至5mg/d。

四诊：服药3月余，腰膝酸困怕冷减，精神好转，纳食正常，二便正常。尿检：蛋白（+），生化复查：白蛋白升至43.8g/L，血脂正常。泼尼松减至2.5mg/d。续服防反跳方丸。

五诊：调治半年，病情稳定，无明显异常。尿检蛋白（−），复查白蛋白升至48.6g/L，尿24小时蛋白定量测定正常。嘱停服泼尼松，但患者及其家属担心，暂时未停。继续服用防反跳方丸，随访2年未有复发。

（4）阴虚内热案

程某，男，21岁，武汉市人，学生。2010年10月就诊。

患者3月前发病，在市某医院医治，诊断为肾病综合征，应用激素治疗，泼尼松60mg/d，顿服，连服8周递减，出现不良反应前来就诊。

就诊时症见潮热盗汗，五心烦热，口干舌燥，咽痛，腰酸肢软，少寐多梦，偶有遗精，小便黄赤，舌质嫩红，脉象细数。尿常规检查：蛋白（++）。肝功能：总蛋白55g/L、白蛋白35.2g/L。血脂：总胆固醇6.1mmol/L。中医辨证为阴虚内热，治宜滋阴降火，重在滋阴。处方：

知母10g　黄柏10g　生熟地各20g　山药15g　丹皮12g　茯苓10g　泽泻15g　枣皮15g　制龟板20g　生龙牡各30g　麦冬12g　石斛20g　银柴胡10g　地骨皮15g　白芍10g

日1剂，煎服3次。

二诊：服上方半月，潮热盗汗止，烦热、口干舌燥减轻，无遗精。守上方去知母、黄柏、银柴胡、地骨皮，加黄连、夜交藤、杜仲、怀牛膝、女贞子、旱莲草。日1剂，煎服3次。

三诊：服方半月，腰膝酸软减，睡眠得安，小便淡黄、畅通，咽痛有减。尿检：蛋白（+），泼尼松常规递减。拟六味地黄丸加女贞子、墨旱莲、当归、丹参、太子参、板蓝根。

四诊：服上方月余，诸症悉减，纳可寐安，二便常。泼尼松顺利撤减。

按语：此例肾病综合征大剂量激素后，肾上腺皮质功能亢进。中医认为激素类药物类似中药阳热燥烈之品。热盛阴损，热在阴分，迫津外出，故潮热盗汗；热耗心血，则心神失养，出现五心烦热，少寐多梦；

热势上炎则口干舌燥，咽痛；热损阴络，则见尿色黄赤；舌脉亦为阴虚内热之象。故遣方滋阴降火而且重在养阴，重用二地、龟板，所谓"壮水之主，以制阳光""水升火降""以水制火"。阴血足，火自平，水火相济，内热自清。

（5）肝肾阴虚案

王某，男，23 岁，企业职工，黄陂区人。2009 年 3 月就诊。

患者患肾病综合征，在当地医院诊治已用激素治疗 4 月余，出现腰膝酸软，盗汗遗精，头晕耳鸣，眼目干涩，手足心热，少寐多梦，口干咽燥，便干溲赤等症候群。慕名前来就诊。除上述症状外，询问其遗精每周 3 次。舌尖红，少苔，脉象细数。尿常规检查：蛋白（＋）；肝功能、血脂在当地已复查。中医辨证为肝肾阴虚。治宜养阴清热，交通心肾。处方：

天冬 20g　生地 20g　黄柏 10g　黄连 5g　灯芯草 3g　茯神 10g　麦冬 12g　柏子仁 10g　煅龙牡各 30g　芡实 30g　金樱子 20g　莲须 10g　五味子 10g

日 1 剂，煎服 3 次。

二诊：服上方半月，遗精止，大便调畅，方拟滋阴清热法。桑椹子、制首乌、女贞子、枸杞子、菊花、熟地、山药、丹皮、枣皮、玄参、麦冬、制龟板、煅龙牡、白芍、五味子、丹参、柏子仁。日 1 剂，煎服 3 次。

三诊：服上方月余，诸症悉平。

按语： 此例肾病综合征，大剂量激素燥烈之品，致肝肾受损，耗伤阴液，阴虚内热，则手足心热；阴不敛阳，虚火上炎故口干咽燥、眼目干涩；扰动神明则心神不安，少寐多梦；上扰清窍则头晕耳鸣；热迫津液外泄则盗汗；水亏火旺，心肾不交则遗精；便干溲赤，舌脉均为肝肾阴虚内热之征。故治疗首拟滋阴清热，交通心肾。方中天冬、生地滋肾补肺；黄柏泻相火；黄连、灯芯草清心火；煅龙牡、芡实、金樱子、莲须、五味子固肾敛精。水升火降，心肾交泰，遗精得安。当遗精止，即拟滋阴清热法为主，滋养肝肾。地黄汤加枸杞、桑椹、制首乌、女贞子滋补肝肾，菊花、白芍养肝清热，龟板、五味子、牡蛎填精补肾，玄参、麦冬清热生津，丹参、柏子仁养心安神，合奏滋肾养肝、育阴清热、宁心安神之功。

（6）湿热壅滞案

吴某，女，28岁，武汉市人，工人。2009年8月就诊。

肾病综合征患者，就诊时诉已用激素治疗数月，泼尼松减至30mg/d，副反应仍很明显。症见颜面部、肩背部痤疮或疔疖，伴口干、口苦，咽喉疼痛，怕热多汗，大便秘结，小便短赤，舌边暗红，苔黄腻，脉滑数。尿常规检查：蛋白（+）。辨为湿热壅滞。治宜清热利湿，泻火解毒。处方：

金银花30g　连翘15g　野菊花20g　板蓝根30g　苦参20g　薏苡仁30g　白茅根30g　车前草20g　通草6g　生地10g　赤芍10g　大黄6g（另包后下）

日1剂，煎服3次。

二诊：服上方半月。咽痛减，口干、口苦好转，大便畅，尿量增加。上方去大黄、赤小豆，加栀子、黄芩。

三诊：服上方3周，怕热多汗缓解，纳可，二便可，痤疮疖肿渐消。方拟益气健脾，解毒利湿法。

黄芪　太子参　白术　茯苓　陈皮　当归　赤芍　金银花　板蓝根　车前子　白茅根　薏苡仁　苦参　土茯苓　甘草

四诊：上方服用2月，痤疮悉平。尿检：蛋白（-），肝功能、血脂正常。激素顺利撤减完毕。

按语：此例患者在长期应用大剂量激素后，机体免疫力降低，更易造成继发性感染。激素为燥烈之品，易助阳生热，湿热互结，壅滞上炎，可见咽痛、口干口苦；湿热蕴结，壅滞肌肤，腐败化脓，故见皮肤痤疮、疖肿；湿热内盛，迫津外泄，故怕热多汗。由此，湿热毒蕴是症候群的关键。故拟清热利湿解毒之法。金银花、连翘、蒲公英、紫花地丁、野菊花、板蓝根等清热解毒；苦参能清热燥湿，祛风利尿；车前草、白茅根、通草、薏苡仁、赤小豆等清热利尿，导邪外出；大黄泻热通便，共奏清热解毒利湿之功。尤其是三诊之后，热清毒解，加用益气健脾之方，以增强人体的抵抗能力，"正气内存，邪不可干"。通过调整抗体的抵抗力，达到有效地控制感染的目的，发挥了中医药的独特作用。

（7）湿郁络阻案

高某，女，32岁，应城市人，村民。2008年4月就诊。

患者就诊时，激素面容，满月脸、水牛背、围裙腹非常明显。诉腹部及大腿内侧有紫纹印，全身困重乏力，口淡乏味，食欲减退，小便量少，色黄不畅。舌质暗淡，苔白滑，脉象细弱。中医辨证为湿邪郁积，脉络瘀阻。治宜行气解郁，活血祛湿。处方：

苍白术各10g　茯苓30g　法夏10g　陈皮12g　炒曲芽各12g　薏苡仁30g　香附10g　郁金30g　柴胡10g　枳壳12g　桃仁10g　红花10g　丹参30g　川芎10g　白茅根30g　车前草30g　乌药6g

日1剂，煎服3次。

二诊：服药1个月，身困重着减，纳食增加，小便畅解。上方去茅根、乌药、炒曲芽，加黄芪、当归、猪苓。

三诊：上方调治2月余，激素面容减，皮肤紫纹印渐消，尿检正常，激素撤减完毕。

按语： 此例患者系激素后期，机体免疫功能低下，脾的运化功能减退，升降功能失常。气机不能调畅，气血亏虚瘀阻，湿邪久郁而成。盖湿性重着，湿郁血滞，故全身困重乏力；湿邪困阻中焦，脾的运化失职，故胃纳减退；湿热壅遏肌肤可见满月脸、水牛背、围裙腹之征；湿郁络阻，故见皮肤紫纹之印；湿遏下焦，膀胱气化不利，则小便色黄不畅等。故遣方越鞠丸加减，旨在行气解郁调畅气机，疏其气血，健脾燥湿，化瘀通络。全方俾使气机畅，升降复，湿邪祛，血脉活，湿郁络阻之症方可祛除。

（8）阳虚水停案

李某，男，36岁，武汉市人，企业职工。2010年9月就诊。

患者应用激素后期，自觉非常疲倦无力，没有一点"阳气"，形寒怯冷，面色㿠白虚浮，下肢肿甚，腰膝酸软，尿少便溏。舌淡体胖、边有齿印，苔薄白，脉象沉细。此为阳虚水停，治宜温阳利水。处方：

制附片10g　肉桂3g　淫羊藿10g　仙茅10g　巴戟天10g　菟丝子10g　补骨脂10g　茯苓30g　炒白术10g　干姜10g　猪苓20g　泽泻10g　车前子30g　丹参30g　益母草30g　炙甘草6g

日1剂，煎服3次。

二诊：服上方2周，小便量增加，便溏好转，下肢水肿稍退。守上方加黄芪、当归，配服肾复康片。

三诊：上方汤、片调治3月，肢肿基本消退，余症平。

按语： 此例患者系长期应用激素治疗后，引起肾上腺皮质功能低下，出现一派肾阳亏虚的临床表现。肾为阳气之根，人体水液的气化、输布主要由肾阳的蒸腾和推动来完成。若阳气亏虚，温煦失职，水液气化失常则出现畏寒肢冷，腰以下水肿或肢肿；腰为肾之府，肾阳亏虚则腰膝酸软；肾气不化则尿少；肾阳虚不能温煦脾土则便溏，故温阳利水是其大法。方中制附片、肉桂、补骨脂、仙茅、淫羊藿等温补肾阳，以助化气利水；温补肾阳，又能温煦脾土以助脾的健运。茯苓、白术、泽泻、猪苓、车前子健脾渗湿利水，丹参、益母草活血利水，甘草调和诸药。大量临床实践表明，温补肾阳具有肾上腺皮质激素样作用，能起到防止肾上腺皮质的萎缩，促进肾上腺的增生，还能阻止撤减激素后所引起的"反跳"。

（9）瘀水互结案

方某，男，33岁，安陆人，个体户。2009年8月就诊。

患者应用激素后期引起血液凝固，循环受阻，就诊时症见面色萎黄晦滞，肌肤瘀点或瘀斑，色素沉着，嘴唇暗紫，尿少浮肿，纳少呕恶，神疲乏力。舌质暗，苔浊腻，脉沉细弱，察舌下静脉瘀紫。辨证为瘀水互结，治宜化瘀利水。首拟疏理气机，和胃降浊。处方：

柴胡10g　枳实10g　白芍10g　郁金15g　香附10g　川芎10g　茯苓20g　法夏10g　制大黄10g　陈皮10g　甘草6g

日1剂，煎服3次。

二诊：服上方5剂，腑通气顺，呕恶止。遂调整方药，拟行气化瘀，活血利水法。方药：

桂枝10g　茯苓30g　丹参30g　桃仁10g　红花6g　益母草30g　泽兰15g　丹皮10g　赤芍15g　川牛膝10g　猪苓15g　泽泻20g　防己20g　车前子10g　黄芪30g　甘草6g

三诊：上方调治2月余，面色好转，肌肤润泽，瘀点消失，浮肿消退，精神恢复，纳食可，二便正常。

按语：此例患者由于长期应用激素后机能低下，代谢紊乱，气血瘀滞，血液循环受阻，升降功能失常，故出现面色萎黄晦滞，肌肤瘀点、色素沉着，尿少足肿，纳差呕恶等症。舌脉均为瘀水互结之征。首诊拟柴胡、枳实、白芍、郁金、香附、川芎等疏理气机，使气机调畅；法夏、制大黄、陈皮、甘草等降浊通便，和胃止呕，达到气顺腑通、呕恶停止的目的。尔后采用泽兰、丹参、益母草、川牛膝、川芎等活血化瘀，猪苓、茯苓、泽泻、车前子等利水消肿，黄芪、桂枝益气温通，助其化瘀行水之力，全方有补有泄，补泄结合，收到化瘀行水的效果。

四、慢性肾衰竭——养血补肾汤、肾毒清丸

1. 概述

慢性肾衰竭（chronic renal failure，CRF）是各种慢性肾脏病进行性进展，引起肾单位和肾功能不可逆的丧失，导致代谢产物和毒物潴留、水电解质和酸碱平衡紊乱以及内分泌失调的临床综合征。根据其临床表现，今人多将其归属为中医"关格""肾劳""溺毒"等病。本病的发生是由于"水肿""癃闭""淋证"久治不愈，发展而来。其主要病机是由于久病耗伤正气，复感外邪，或先天禀赋不足，劳倦过度，终致脾肾两虚，气化不利，湿浊内生，浊邪壅塞，三焦不利，升降失常而产生，为本虚标实、虚实错杂之证。其本在脾肾精血亏虚，而标是湿浊。湿浊是CRF病程中出现的特征性病理产物，也是贯穿疾病始终并且导致病变进行性恶化的重要因素。因此，王老在继承先师李丹初教授学术经验基础上，抓住"湿、毒、瘀、虚"的根本特点，拟定了"补虚泄实"法，"补虚"即益气养血，健脾补肾（养血补肾汤）；"泄实"即祛湿化瘀，解毒泻浊（肾毒清丸），汤丸合用，攻补兼施，用以治疗慢性肾功能衰竭，可延缓生命进程，收到满意的效果。

2. 验方

（1）养血补肾汤

黄芪　太子参　茯苓　白术　陈皮　熟地　当归　白芍　丹参　枸

杞　制何首乌　菟丝子　巴戟天　阿胶（根据脾肾虚损、阴阳偏向、气血盛衰等适当加减）

功效：益气养血，补肾健脾。

（2）紫河车胶囊

紫河车　黄芪　金蝉花　红景天

方解：方中紫河车，性味甘温，入肾经能峻补营血，与黄芪、红景天合用能加强益气补血之功；金蝉花具有滋补肝肾，提高免疫力，抗疲劳等作用。

（3）肾毒清丸

大黄　水蛭粉　土鳖虫　地龙　莪术　蜈蚣　丹参　土茯苓　车前子　薏苡仁　白花蛇舌草　败酱草　黄芪　当归　川芎　甘草　生牡蛎研粉成丸

功效：祛湿化瘀，解毒泻浊。

方解：脾为后天之本，仓廪之官。肾为先天之根，精血之源。养血补肾汤中黄芪、太子参、白术、茯苓、陈皮益气健脾；当归、白芍、熟地、丹参、阿胶补养肝血；肾为元阴元阳之所系，在补肾药中本着阴中有阳，阳中寓阴的原则，温阳护阴，燮理阴阳，选用菟丝子，巴戟天温补肾元，枸杞，制首乌滋养肝肾，填精补血。全方寓温而不燥、滋而不腻，肝肾同源，阴阳互根的特点。俾使肾气得充，精血乃固，脾得健运，升清统摄，肝血得养，气血充足以达先天生后天，后天助先天，固摄精血的作用。方中大黄、丹参、土鳖虫、莪术清热化瘀，通腑泄浊；水蛭、蜈蚣、地龙等辛香走窜，改善高凝，并有以毒攻毒、促使血肌酐下降、改善肾功能、延续生命进程的作用；土茯苓、车前子、薏苡仁、白花蛇舌草、败酱草解毒利湿；黄芪、当归、川芎、甘草补气养血以防伤正；生牡蛎重镇固守，有抗血凝之功。

3. 验案范例

（1）脾阳虚弱，浊邪阻滞案

朱某，男，31岁，武汉市人，工人。2015年4月就诊。

患者诉，2013年就发现蛋白尿，时多时少，未引起重视。结婚后症状加重，2015年春节期间，扁桃体化脓，恶寒发烧，咽喉肿痛。在某医院住院，检查发现血肌酐700 μmol/L以上，诊断为慢性肾小球肾炎合并肾功能衰竭。告病重，并做了造瘘术准备透析治疗，但因经济条件限制，慕名前来我院就诊。症见面色萎黄，神疲体倦，肢软乏力，恶心欲吐，脘胀纳呆，口中黏腻，大便秘结，小便量少，有泡沫，脉象沉细，舌淡，苔腻，边有齿痕。实验室检查：尿常规：蛋白（++），白细胞（±）；血常规：血红蛋白78g/L，红细胞 3×10^{12}/L；肾功能：血肌酐780 μmol/L。中医辨证为脾阳虚弱，浊邪阻滞。首拟温脾泄浊法治疗。处方：

生大黄10g　枳实10g　厚朴10g　制附片10g　干姜10g　炙甘草6g　姜半夏10g　茯苓20g　陈皮10g　川芎10g

5剂，日1剂，煎服3次。

二诊：服上方后，大便已通，脘胀减，恶心缓。守上方，去生大黄、枳实、厚朴，加藿香10g、丁香3g、砂仁10g、黄芪30g、党参10g、炒白术10g，7剂，日1剂，煎服3次。配合肾复康片、肾毒清丸服用。

三诊：服上方7剂，口中黏腻减，纳食增加，精神好转，尿检蛋白（+）。拟养血补肾汤、肾复康片、肾毒清丸调治。

四诊：3个月后复查，尿检：蛋白（+），白细胞（±）；血常规：血红蛋白86g/L；肾功能：血肌酐降至460 μmol/L。守上方续服。

五诊：调理半年，2016年3月底至今无明显症状，纳可，二便可，精神可，已上班工作。复查肾功能：血肌酐218 μmol/L。因经济困难，以肾复康丸善后巩固。

按语： 此例患者由于脾阳虚弱，运化无权，升降失职，肠道积滞，故脘胀纳呆；肠道失去温运，清气不升，浊邪不降，则腑气不通，故大便秘结；腑气不通，浊邪上逆，遂恶心欲吐，口中黏腻不舒。因此，首拟温运脾阳、通腑泄浊、法。方中生大黄通腑泄浊，配枳实、厚朴理气通腑，助大黄泄浊降逆；制附片、干姜温阳散寒，暖运肠道，利大黄通泄，达到去"性"存"用"，避免伤脾阳之目的。而后加藿香、丁香、砂仁芳化湿浊，醒脾开胃；收效后续服肾复康片健脾补肾，益气养血固其本。"肾毒清"祛湿化瘀，解毒降浊攻其邪，攻补兼施，标本同治，调理年余，收到了较为满意的效果。

（2）脾肾阳虚，浊毒瘀滞案

陈某，男，48岁，应城市人，农民。2012年5月就诊。

患者就诊前，面肢轻度浮肿，纳少乏力，未引起重视，延误治疗。半年后，出现下肢肿甚，遂到当地医院检查。尿常规检查异常，血常规无明显变化，肾功能提示血肌酐升高。医治半年，病情逐渐加重，故慕名前来就诊。

刻诊：面色萎黄晦滞，下肢浮肿，形寒肢冷，腰膝酸软，纳少腹胀，口淡乏味，大便溏薄，夜尿频多。舌淡体胖、边有齿痕，苔白腻，脉沉细。实验室检查：尿常规：蛋白（+++），血常规：血红蛋白76g/L，血生化检查：总蛋白68g/L，白蛋白37g/L，血肌酐612μmol/L。诊断为慢性肾小球肾炎并肾功能衰竭。中医辨证为脾肾阳虚，浊毒瘀滞。治宜补虚泄实，标本兼治。首拟温补脾肾，行气利水法。处方：

制附片10g　肉桂3g　故子10g　干姜6g　党参10g　焦术10g　茯苓30g　泽泻10g　车前子20g　广香10g　砂仁10g　陈皮12g　大腹皮10g　当归10g　川芎10g

7剂，水煎内服，日1剂，分3次服。

二诊：服药 1 周，肢肿渐退，腹胀减轻，纳谷增加。守上方加黄芪，7 剂，水煎内服，日 1 剂，分 3 次服。

三诊：服上方后，肿消纳增，精神好转。尿常规检查：蛋白（＋）。方用补虚汤加肉桂、鹿角胶，合肾毒清丸，汤丸并治。

四诊：汤丸并用两月，病情明显好转，精神恢复。尿常规检查：蛋白（－），血常规检查：血红蛋白升至 101g/L，血肌酐降至 236μmol/L，方用养血补肾汤、肾毒清丸，汤丸并用。

2013 年元月复查，血肌酐降至 163μmol/L，随访 2 年无明显不适。

按语： 慢性肾功衰归属于中医"肾劳""溺毒"等范畴，主要是脾肾亏虚，浊毒瘀滞所致。因肾为先天，人生之根本，若根本匮乏，则五脏六腑俱损；脏腑精血不足，肾精储藏无源，肾元虚损，蒸化无力。肾阳亏虚不能温煦脾土，脾失健运，水湿潴留，浊毒瘀阻，脾肾功能日渐亏损，最后导致衰竭之危象。临床上始终抓住肾脾衰败辨证的重要机理，牢牢掌握虚实错杂论治的根本环节，采取扶正固本，攻补兼施，标本同治，以及"急则治标，缓则治本"的原则，这对改善病情，延续生命进程有较好的治疗作用。"补虚泄实"法是符合上述认识和解决其矛盾的主要法则。采用补肾元、健脾胃、益气血，冀望肾气充实，肾精充足，脾胃健运，生化有源，改善和保护肾功能以治其根本，配合化湿毒、祛瘀浊之品，荡涤肠道，祛除浊邪，加快有毒物质的排泄，减少有害物质的重吸收以治其邪实。汤、丸合用提高免疫，鼓动肾气，分清泌浊，改善患者的肾功能和肾脏的高凝状态，以延缓患者的生命。

本病例，临床表现偏于脾肾阳虚，肢体失于温煦，故形寒肢冷，腰膝酸冷；肾阳虚不能温煦脾土，脾阳虚不能腐熟水谷，清浊不利，水谷不化，故纳少腹胀，大便溏薄；脾为后天之本，后天不足，生化无源，则面色萎黄或晦滞，精神疲乏。采用补虚泄实法，药证合拍。值得提示的是，根据此病例脾肾亏虚偏重阳虚的表现，首诊加用了桂、附、姜以加强温补脾肾之力，故收其功。

（3）脾肾衰败，浊毒内郁案

盛某，男，48岁，宜昌人。2003年10月5日就诊。

患者2001年发病，腰酸肢软，恶心纳差，今年9月复发加重，在省人民医院住院检查，诊断为尿毒症，因经济困难无资血透，故来门诊求治。刻诊：浮肿，乏力，纳少，时有恶心，大便多溏，小便短少，两侧腰胀，舌质暗，苔白浊厚腻，脉细涩。尿常规：蛋白（＋）；血常规：血红蛋白70g/L；肾功能：尿素氮34.8mmol/L，血肌酐926μmol/L，二氧化碳结合率低下。诊断为慢性肾衰竭，尿毒症期。辨证为脾肾衰败，浊毒内郁。拟补肾健脾，解毒化瘀法治疗。处方：

黄芪30g 太子参15g 山药15g 白术12g 茯苓15g 陈皮12g
菟丝子15g 枸杞15g 巴戟天15g 补骨脂15g 姜夏15g 枳壳12g
干姜6g 砂仁6g 丹参30g 益母草30g 苡仁30g 炙甘草6g

7剂，水煎内服，日1剂，分3次服。配服肾毒清丸。

二诊：2004年1月13日。浮肿退，纳食增，小便量增加。宗上方加何首乌12g、白芍12g，7剂，水煎内服，日1剂，分3次服。

三诊：上方服至2004年4月12日，复查肾功能，尿素氮降至14.6mmol/L，血肌酐降至312μmmol/L。饮食增加，精神好转。宗上方巩固调理。

按语：此例病史2年，久病迁延不愈，致脾肾衰败，浊毒内郁。肾主骨，腰为肾之府，肾虚则腰酸胀；脾主肌肉四肢，脾虚气弱则感肢软乏力；肾虚水无所主而妄行，脾虚土不制水而反克，以致浮肿、小便短少；脾主升清，胃主降浊，今脾虚清气不升，浊气上逆，胃失和降，则恶心、纳差，便溏；病程日久，体虚血瘀，故舌质暗红，脉细涩。苔白厚腻乃脾虚不运、浊毒内郁之象。因此采用养血补肾汤加减，健脾益肾，配合肾毒清丸化湿降浊，活血通络。其中黄芪、太子参、山药、白术、茯苓、苡仁、陈皮益气健脾利湿，枸杞、菟丝子、巴戟天温阳补肾，姜夏配茯苓、陈皮、枳壳，理气化湿降浊，丹参、益母草活血利水，配肾毒清丸化瘀解毒泄浊。二诊时加首乌、白芍养血生血。此例获效，在于温补脾肾，生血解毒。此方温而不燥，腻而不滞，阴阳互根，养血生血，同时配伍活血化瘀、解毒降浊之品，使湿邪除，浊毒解，病情向愈。

（4）脾肾亏虚，水湿内停案

吕某，女，40岁，武汉市人，工人。1992年3月就诊。

患者诉尿频、尿急反复发作3年余，伴恶心、浮肿半年。就诊时见面色晦滞，水肿，腰以下为甚，畏寒肢冷，腰膝酸软，恶心呕吐，口中尿氨味，神疲乏力，纳呆腹胀，大便溏薄，小便频短。查体：重度贫血貌，双肾叩击痛（+），双下肢浮肿，按压凹陷。舌质淡、体胖大，苔白腻，脉沉细弱。尿常规：蛋白（+），白细胞（+）；血常规：血红蛋白48g/L；肾功能检查：血尿素氮22.8mmol/L，血肌酐609.9μmol/L，二氧化碳结合力20.3mmol/L。诊断为慢性肾盂肾炎，慢性肾衰竭尿毒症期。证属脾肾亏虚，水湿内停。首治其标实之邪，拟化气行水法。处方：

竹茹12g　枳实12g　茯苓30g　姜夏15g　陈皮12g　炙甘草6g
干姜10g　砂仁10g　猪苓15g　泽泻10g　车前子10g　桂枝10g

5剂，水煎内服，日1剂，分3次服。

二诊：服上方5剂，呕吐减。拟益肾健脾，化气行水法。药用：

制附片10g　干姜10g　菟丝子12g　桂枝10g　茯苓30g　白术10g
猪苓15g　泽泻10g　车前子10g　厚朴10g　大腹皮12g　益母草20g

三诊：药用月余，浮肿渐退，腹胀减，纳食增加，精神好转。复查尿常规：正常；血常规：血红蛋白上升至 76g/L。改用养血补肾汤合肾毒清丸调治。

四诊：汤丸并用 3 个月，精神恢复，浮肿消退。尿常规检查：正常；血常规：血红蛋白 106g/L，血肌酐降至 218μmol/L。

按语：此例肾功能不全患者因脾肾亏虚，水湿内停，胃失和降，出现恶心呕吐之症，故首诊投以温胆汤合五苓散化气行水、和胃降逆，急则治其标。缓解后即治其本，虚实同治，以养血补肾汤合肾毒清丸，汤丸并治，收效甚好。由此提示施治时需注意虚实错杂，不忘标邪之症，方能得心应手，切中要害。

（5）脾肾亏损，浊邪上逆案

冉某，男，28 岁，汉阳机械队工人。1993 年 10 月 12 日初诊。

患者诉面肢轻肿，伴恶心脘痞 2 年余，于 1992 年在协和医院住院检查，诊断为慢性肾炎、肾功能不全氮质血症期。1993 年 10 月 12 日前来我院就诊。症见面肢轻肿，面色晦滞，睑板淡白，体衰无力，恶心脘痞，纳差便溏，腰膝酸软。脉弦细，舌紫暗苔浊腻。尿常规：蛋白（++）；血常规：血红蛋白 43g/L；尿素氮 24.2mmol/L，血肌酐 514.8μmol/L，二氧化碳结合力偏低。证属脾肾亏损，浊邪上逆。拟健脾益肾、和胃降浊法治疗。处方：

黄芪 20g　太子参 15g　山药 20g　白术 12g　茯苓 20g　姜夏 15g　陈皮 10g　菟丝子 15g　枸杞 15g　巴戟天 15g　竹茹 12g　枳实 12g　泽泻 15g　前草 12g

7 剂，水煎内服，日 1 剂，分 3 次服。

二诊：1993 年 11 月 2 日。服上方 20 剂，恶心止，纳谷增，小便量昼夜约 1500mL。宗上方去竹茹、泽泻、前草，加首乌 12g、白芍 12g、苡仁 30g。配服肾毒清丸。

三诊：上方出入调理至 1994 年 3 月 11 日，纳谷正常，体健神佳，复查血常规：血红蛋白 102g/L，红细胞 3.4×10^{12}/L；肾功能：尿素氮 10.1mmol/L，血肌酐 258.9μmol/L，二氧化碳结合力正常范围。守方加减巩固治疗 1 年，已能上班工作。

按语： 慢性肾衰竭氮质血症期，病情复杂，变化多端，如不能有效控制，预后险恶。治疗关键，根据王老经验，必须解决好"生血""解毒"两个根本环节。本例病史 2 年，久病致脾肾亏虚，脾虚则气血生化不足，可见面色晦滞，睑板淡白，体衰无力；脾虚运化失司，清气不升，浊阴不降反而上逆，则恶心脘痞，纳差便溏；水液泛溢肌肤则面肢浮肿；肾虚则腰膝酸软。脉弦细、舌紫暗苔浊腻乃脾肾亏损、浊邪上逆之征。故治疗以养血补肾汤合温胆汤加减，健脾益肾，和胃降浊。待浊阴去，脾胃和，恶心止，纳谷增，此时去竹茹、泽泻、前草，加首乌、白芍以生血，配服肾毒清丸解毒化瘀，使脾胃健、气血生，毒瘀解、浊阴去，则体健神佳，病情向愈。

（6）脾肾亏虚，湿浊瘀阻案

哈某，男，52 岁，金口人。2002 年 11 月 12 日就诊。

患者诉面肢浮肿 2 年余，伴恶心，尿少，因求治于中医转入我院。就诊时面色晦滞，面肢浮肿，时有恶心，纳差，便溏，口中有尿味，腰酸肢软，肌肤甲错，瘙痒，小便短少。舌质暗淡苔浊腻，脉弦细弱。尿常规：蛋白（++）；血常规：血红蛋白 78g/L；肾功能：尿素氮 21.4mmol/L，血肌酐 486.7μmol/L，二氧化碳结合力 13.6mmol/L。诊断为慢性肾衰竭。证属脾肾亏虚，湿浊瘀阻。拟益肾健脾，化瘀降浊法治疗。处方：

黄芪 20g　山药 20g　茯苓 20g　陈皮 12g　姜夏 15g　佩兰 12g
苡仁 30g　枸杞 15g　菟丝子 15g　丹参 30g　益母草 30g　首乌 12g

12 剂，每日 1 剂，煎服 3 次。

二诊：服上方 12 剂，口中尿味减轻，恶心止，苔浊减。宗上方去佩兰，加地肤子 30g、赤白芍各 12g、巴戟天 10g。配服肾毒清丸。

三诊：2003 年 1 月 28 日。纳谷增，大便日 3 次左右，肤仍瘙痒。宗上方去地肤子，加熟地 12g、当归 10g、白芍 10g、僵蚕 10g、全虫 10g。

四诊：2003 年 5 月 10 日。查血常规：血红蛋白 92g/L；肾功能：尿素氮 14.8mmol/L，血肌酐 286μmmol/L。肌肤润泽，皮肤瘙痒明显减轻，精神明显好转。

五诊：上方出入调理至 2003 年 12 月 6 日，诸恙悉平，与前判若两人，肾功能基本降至正常范围。

按语：本例乃本虚标实、虚实夹杂之证，脾肾阳虚为本，湿浊瘀阻为标。肾主骨，腰为肾之府，肾虚则腰酸肢软；脾为气血生化之源，脾虚血少则面色晦滞；血虚生风则皮肤瘙痒；阳气不足，气化不利，肾虚水无所主而妄行，脾虚土不制水而反克以致浮肿尿少；脾主升清，胃主降浊，今脾虚清气不升，浊气上逆，胃失和降，则恶心、纳差、便溏、口中有尿味；病程日久，体虚血瘀，故肌肤甲错。因此采用中药养血补肾汤加减，配合肾毒清丸，以益肾健脾固其本，活血化瘀通其络，解毒化湿降其浊。其中黄芪、山药、茯苓、苡仁益气健脾利湿，枸杞、菟丝子、首乌补肝肾、养精血，姜夏、陈皮、佩兰燥湿和胃，理气降浊，丹参、益母草活血利水。此例首拟化湿和胃降浊治其标实，使口中尿味减轻，恶心止，苔浊减，尔后补虚泻实，解毒化瘀，标本兼治，使患者转危为安。

（7）脾肾亏虚，湿遏瘀阻案

黄某，女，58 岁，武汉市人，退休司机。2007 年 4 月就诊。

患者诉患慢性肾盂肾炎 10 余年，经常反复，导致慢性肾衰竭。症见面色晦滞，睑浮足肿，手足不温，神疲乏力，腰膝酸重，遇劳则甚。小便频数，涩滞不尽，淋漓不已，时有混浊；大便不畅，脘胀纳差，时有恶心。舌紫暗，苔黄白相兼，脉象濡细。尿常规检查：蛋白（＋＋），白细胞（＋＋），白细胞计数 156，上皮细胞 168，浊度（＋）。肾功能检查：尿素氮 18.6mmol/L，血肌酐 468 μmol/L。辨证为脾肾亏虚，湿遏瘀阻。首拟清热祛湿法。处方：

草薢 30g　菖蒲 10g　苍术 10g　黄柏 12g　土茯苓 30g　薏苡仁 30g　车前子 20g　滑石 20g　甘草 6g　生姜 10g　茯苓 30g　猪苓 10g　丹参 30g　益母草 30g

日 1 剂，煎服 3 次。

二诊：服药 2 周，恶心止，小便渐利。上方去生姜，加杜仲、川牛膝。

三诊：续进 2 周，小便涩滞、浑浊减，腰酸缓解。尿检：蛋白（＋），余正常。拟肾复康片、肾毒清丸合服。

四诊：片、丸合服 3 月，肿退腰健，纳增。尿检：蛋白（±），复查尿素氮 11.2 mmol/L，血肌酐 218 μmol/L。

五诊：片、丸再服 3 月，并间断服用香砂六君丸（加强健脾之意）。复查血肌酐降至 118 μmol/L。

按语：此例慢性肾衰竭为慢性肾盂肾炎所导致，证属脾肾亏虚，湿遏瘀阻。因湿热缠绵，久病体弱，脾肾亏虚，膀胱气化失职，水道不利，湿遏瘀阻，故小便频数、涩滞不尽或淋沥不已；肾阳虚不能化气利水，泛溢肌肤则面浮足肿；肾阳虚不能温煦脾土，脾虚湿阻，气机阻滞，则纳差腹胀，大便不畅。舌质暗、苔黄白、脉濡细皆为脾肾亏虚、湿遏瘀阻之征。首方拟草薢分清饮，清热利湿，分清泌浊，加生姜、甘草和胃健脾；尔后益肾健脾利湿，温补与清利相合，相得益彰；湿去热清后，加用肾复康片补肾健脾、益气养血，肾毒清丸以祛湿化瘀，解毒降浊。全方补中有泄，泄中有补，标本同治，扶正固本，以获其效。

（8）脾肾亏虚，精血不足案

丁某，男，50岁。2013年9月7日初诊。

患者诉今年5月初出现头晕目眩，视力减弱，心悸气短，神疲倦怠，肢软乏力，夜寐欠佳等症状，未予重视。7月底体检时发现尿素氮增高（9.1mmol/L），尿蛋白微量，今来就诊。患者有高血压及前列腺增生病史，服药治疗尚可控制；萎缩性胃炎病史2年。追问病史，今年2月底也曾出现尿素氮、肌酐值升高。察其面色苍黄，舌淡苔薄白，脉沉细弱。尿常规：蛋白微量。中医诊断为肾劳，证属脾肾亏虚，精血不足。拟健脾益肾，补益精血法治疗。处方：

黄芪30g　党参20g　焦术10g　茯苓20g　陈皮12g　炙甘草6g
生熟地各15g　当归15g　白芍12g　枸杞15g　五味子10g　丹参30g
肉桂3g

7剂，水煎内服，日1剂，分3次服。

二诊：2013年9月21日。复查血生化，肌酐值仍高于正常范围（138.9μmol/L），神疲倦怠、肢软乏力、夜寐欠佳等症较前减轻，舌淡红苔薄白，脉细弱。中药守方续服14剂。

三诊：2013年10月5日。诉近几天因进食生冷后出现胃脘痛，大便不成形，日2～3行，矢气频。舌淡红苔薄白，脉弦细。中药调整为：

黄芪30g　党参20g　白术10g　茯苓20g　陈皮12g　炙甘草6g
木香10g　砂仁8g　干姜10g　生地15g　当归15g　白芍12g　枸杞子
15g　五味子10g　丹参30g

7剂。

四诊：2013年10月12日。服前方一月后精神明显好转。头晕目眩、心悸气短等症较前减轻，未诉其他不适。舌淡红苔薄白，脉细。尿常规：正常；血生化：尿素氮、血肌酐均正常，血尿酸497μmol/L。中药守方再进14剂，巩固疗效。

按语：患者因脾气虚弱而出现2年的萎缩性胃炎病史，纳谷欠佳，精微物质摄入不足，精血化生无源，而致脾肾亏虚，精血不足。脾主肌肉四肢，肾主骨，脾肾亏虚则神疲倦怠，肢软乏力；精血不足，脑海失养则头晕目弦，视力减弱；血不养心则心悸气短，夜寐不安；面色苍黄，舌淡苔薄白脉沉细弱均为精血不足之征。王老立健脾益肾、补益精血之法治疗，收到了较好的疗效，不仅症状改善，而且血肌酐、尿素氮指标也转为正常。

（9）气阴两虚案

高某，男，38岁，黄陂区人。1992年8月12日初诊。

患者诉面肢浮肿近3年。就诊前，在当地及协和医院检查，诊断为慢性肾炎，氮质血症。来诊时症见面肢浮肿，面色无华，心悸气短，腰酸肢软，神疲乏力，纳食不香，口干咽燥，便干尿少。脉弦细微数，舌淡暗苔薄黄。尿常规：蛋白（++），红细胞少许；血常规：血红蛋白80g/L；肾功能：尿素氮14.2mmol/L，血肌酐386μmol/L。诊断为慢性肾衰竭氮质血症。证属气阴两虚。拟益气养阴法治疗。处方：

桑椹子15g　枸杞20g　女贞子15g　旱莲草15g　生熟地各12g　山药20g　茯苓20g　泽泻15g　丹皮12g　枣皮12g　玄参12g　麦冬12g　太子参15g　黄芪20g　五味子10g

7剂，水煎内服，日1剂，分3次服。

二诊：9月2日。服上方20余剂，口干咽燥显减，纳谷好转，大便软。宗上方去玄参、麦冬、旱莲草，加首乌12g、白芍12g、菟丝子15g。

三诊：服药一月，精神及面色较前明显好转，腰酸肢软减轻。宗上方加减，配服肾毒清丸，调理至 1994 年 3 月，诸症悉减，身健如常，多次复查各项指标正常。

按语：本例病史 3 年，久病多虚，综合分析乃气阴两虚所致。气虚主要责之于脾肾，阴虚主要责之于肾。盖脾主运化，为气血生化之源，脾虚血少则面色无华，纳谷不香；心血失养则心悸气短；脾主肌肉四肢，肾主骨，腰为肾之府，脾肾虚弱则腰酸肢软，神疲乏力；脾虚失运，水湿内停，肾虚水无所主而妄行，以至面肢浮肿、尿少；肾阴亏虚，则口干咽燥，大便干结。脉弦细微数、舌淡暗苔薄黄乃气阴两虚之征。治疗以养血补肾汤加减以健脾补肾，益气养阴，配合肾毒清丸化湿降浊。其中桑椹子、枸杞、女贞子、旱莲草、熟地、枣皮补肝肾、养精血，生地、玄参、麦冬养阴生津，黄芪、太子参、山药、茯苓、泽泻、益气健脾利湿，丹皮、茅根凉血止血。全方共奏健脾补肾、益气养阴之功。再配合肾毒清丸等，化瘀祛湿降浊，方证合拍，效如桴鼓。

（10）脾肾气虚案

吴某，女，34 岁。2013 年 12 月 15 日初诊。

患者 5 年前因腰痛查尿常规：尿蛋白（+++），于当地人民医院诊断为慢性肾炎，间断服用中药治疗，持续尿蛋白（+++）。半年前因乏力，发现血肌酐升高至 300μmol/L，诊断为慢性肾衰竭。服中药及对症治疗，血肌酐逐渐升高，慕王老之名前来我院诊治。症见乏力倦怠，气短懒言，食少纳呆，腹胀便溏，腰酸、双下肢软弱无力。查体：面色㿠白无华，舌质淡有齿痕，脉沉细。尿蛋白（+++），肾功能检查：尿素氮 14mmol/L，血肌酐 224μmol/L，血红蛋白 95g/L。诊断为慢性肾小球肾炎、慢性肾衰竭。证属脾肾气虚，拟健脾益肾法治疗。

处方：

红参 15g　白术 15g　茯苓 15g　陈皮 12g　炙甘草 10g　当归 15g
白芍 10g　砂仁 10g　苍术 10g　淫羊藿 10g　巴戟天 10g　菟丝子 10g
10 剂

二诊：2013 年 12 月 25 日。服上方 10 剂，便溏消失，腹胀减轻，舌质淡有齿痕，脉沉细。继续服上药 14 剂，配服肾复康片。

三诊：2014 年 3 月 9 日。周身较前有力，食欲增强，面色较前转润，患者信心较前增强。拟益肾健脾法，处方：

黄芪 20g　党参 10g　白术 15g　茯苓 15g　陈皮 12g　炙甘草 10g
当归 15g　丹参 30g　淫羊藿 10g　巴戟天 10g　仙茅 10g　菟丝子 10g
枸杞子 10g　芡实 30g　山茱萸 10g

四诊：连服 3 个月后，患者周身有力，食欲好转，面色以及口唇较前红润。尿蛋白（＋），血红蛋白 105g/L，肾功能：尿素氮 9mmol/L，血肌酐 125μmol/L。

按语：患者病史 5 年，迁延不愈，久病多虚，加之长期精微物质漏下不止，身体更虚。脾气虚弱则面色㿠白无华、乏力倦怠、食少纳呆；脾虚不运，气机郁滞则腹胀便溏；肾虚则腰酸、双下肢无力。舌质淡有齿痕、脉沉细为脾肾亏虚之象。治疗以肾复康合香砂六君子汤加减，其中香砂六君子汤健脾理气，苍术化湿浊，归芍养血，熟地黄、山茱萸、枸杞子补肾益精，则诸症得以明显缓解，获得满意效果。

（11）气血亏损，脾虚湿浊案

曾某，女，32 岁，硚口区。1993 年 5 月 3 日初诊。

患者诉颜面及双下肢间断性浮肿近 3 年，就诊前在同济医院检查尿常规：蛋白（＋＋＋），红细胞（＋），白细胞少许，血红蛋白 87g/L；肾功能：尿素氮 10.1mmol/L，血肌酐 255μmol/L。诊断为慢性肾衰竭氮质血症期。经人介绍来我院肾病科就诊。刻诊：面色萎黄无华，面肢浮肿，心慌气短，神疲乏力，恶心纳差，大便溏薄，小便短少，脉细弱，舌淡苔腻。诊断为慢性肾功能不全（氮质血症期）。证属气血亏损，脾虚湿浊。拟益气养血，和胃降浊法治疗。处方：

竹茹 12g　枳实 12g　茯苓 20g　姜夏 15g　陈皮 12g　党参 12g　炒白术 10g　黄芪 30g　当归 10g　白芍 12g　山药 20g　苡仁 30g　巴戟天 15g　枸杞 15g

二诊：5 月 20 日。服上方 15 剂，恶心止，纳食增，大便调。守上方去竹茹、枳实、苡仁，加熟地 12g、枣皮 12g、首乌 12g，配服肾毒清丸。

三诊：12 月 13 日。浮肿消失，纳谷增加，精神康复，面色红润。复查尿常规正常，血红蛋白 102g/L；尿素氮 4.75mmol/L，血肌酐 139.6μmol/L。

按语：本例乃气血亏损，脾虚湿浊所致。脾主肌肉四肢，为气血生化之源，脾虚致气虚血少，则面色萎黄无华，神疲乏力；血虚心失所养则心慌气短；脾主运化水液，脾虚则水液运化失司，泛溢肌肤，故见面肢浮肿，小便短少；脾主升清、胃主降浊，脾虚则清气不升，浊阴不降，故恶心纳差，大便溏薄。脉细弱，舌淡苔腻为气血亏损、脾虚湿浊之象。治疗首拟养血补肾汤合温胆汤加减以益气健脾，和胃降浊，使患者胃气得复，纳谷得健，则气血生化有源。尔后在补益气血的基础上，配用肾毒清丸等，共奏益气生血、解毒降浊之功。

（12）脾肾阳虚案

杜某，男，38 岁，仙桃人，营业员。2007 年 3 月就诊。

患者诉患慢性肾炎 3 年余，在当地医院间断性治疗，蛋白尿反复不消，3 个月前发现肾功能受损。就诊时症见面色萎黄，形寒肢冷，腰膝酸冷，腹胀纳差，肢肿，口淡不渴，大便稀溏，小便夜多，舌质暗体胖、边有齿印，脉沉细。尿常规：蛋白（++），血常规：血红蛋白 88g/L，红细胞 $3.8×10^{12}/L$，肾功能：尿素氮 9.8mmol//L，血肌酐 298 μmol/L。诊断为慢性肾炎并肾功能不全。乃脾肾阳虚所致。治宜温补脾肾。处方：

制附片 10g　肉桂 3g　补骨脂 10g　干姜 10g　党参 10g　炒白术 10g　茯苓 30g　泽泻 10g　车前子 15g　猪苓 15g　广木香 10g　厚朴 10g　草果仁 10g　川芎 10g

日 1 剂，煎服 3 次。

二诊：服上方 7 剂，大便成形，夜尿减少，腹胀减轻。守上方续服，加砂仁，去草果仁，配服肾复康片。

三诊：服上方月余，下肢浮肿渐退，腰膝酸冷减。复查尿常规：蛋白（+）。上方汤药调整：

淫羊藿 10g　巴戟天 10g　仙茅 10g　菟丝子 10g　枸杞 10g　芡实 10g　枣皮 10g　黄芪 20g　党参 10g　炒白术 10g　茯苓 20g　炙甘草 6g　炒扁豆 10g　当归 10g　川芎 10g

加用肾毒清丸。

四诊：汤药调治 3 个月，肿消神清，尿检：蛋白（±），血尿素氮 8.2 mmol//L，血肌酐降至 148 μmol/L。方用肾复康片、肾毒清丸合治。

五诊：二药调治一个疗程（3 个月），尿检（-），尿素氮正常，血肌酐降至 112 μmol/L。随访一年无恙。

按语： 此例慢性肾功能不全系慢性肾炎日久，正气虚损，脾肾亏虚，气化失常，湿浊乃生。脾肾阳虚，故腰膝酸冷，腹胀便溏；脾肾亏虚，气化失司，水湿溢肤而浮肿；脾肾亏损藏精不固，化生不足，故蛋白漏泄不消。方用实脾饮温补脾肾，行水利湿，合五苓散健脾利湿，使肾阳复，脾土健，肾精固，湿邪除。继而以益肾健脾之方药合肾复康片、肾毒清丸扶正固本，解毒祛浊，收到效果。诊治此类脾肾阳虚病证，必须坚持脾肾为本，坚持温补脾肾，坚持温阳与清利配伍，方能增强疗效。

（13）湿热中阻，浊邪犯胃案

陈某，男，51岁，应城市人，农民。2013年10月27日就诊。

患者曾在武汉某医院就诊，诊断为慢性肾功能衰竭尿毒症期。因经济困难未接受血液透析，待恶心呕吐缓解后出院。后经人介绍，前来我院肾病科求诊。症见面色晦滞，恶心呕吐，心烦少寐，口苦口干，口中有氨味，神疲体倦，四肢乏力，腹胀纳差，小便短少，大便秘结，舌质淡暗，苔黄腻，脉象滑数。尿常规检查：蛋白（++），白细胞（±）；血常规：血红蛋白61g/L，红细胞$2.2×10^{12}$/L；肾功能：尿素氮20.2 mmol/L，血肌酐890μmol/L，二氧化碳结合力20.3 mmol/L。中医辨证为湿热中阻，浊邪犯胃。拟清热化湿和胃法治疗。处方：

黄连6g　姜半夏10g　陈皮10g　茯苓20g　甘草6g　竹茹12g　枳实10g　柴胡10g　赤芍10g　败酱草30g　连翘10g　瓜蒌仁20g　桃仁10g　车前子10g　白茅根30g

7剂，日1剂，煎服3次。

二诊：服上方后，呕吐止，大便已畅，小便量增加，口苦口干减轻。守上方，去败酱草、连翘、瓜蒌仁、桃仁，加麦冬、夜交藤、川芎，再服7剂。

三诊：诉心烦少寐好转，口中仍有氨味。拟养血补肾汤、肾毒清丸，汤、丸合治。

四诊：药用3月余，纳谷增加，精神好转，口中无氨味。复查尿常规：蛋白（+）～（±）之间波动，血常规：红细胞升至78g/L；肾功能：尿素氮降至 11.2 mmol/L，血肌酐降至 328μmol/L。服药有效，守方续服。

五诊：2016 年 9 月来院复查，尿常规：蛋白（－）；血常规：血红蛋白 98g/L；肾功能：血肌酐降至 206μmol/L。诉症情稳定，纳谷正常，已能做家务，患者感到非常满意。

按语：此例肾功能衰竭尿毒症期，患者在某院住院控制酸中毒后，前来我院就诊。其临床表现为湿热中阻，浊邪犯胃之症。故拟清热化湿，和胃降逆，以黄连温胆汤加减调治，药证合拍，收效甚好。但其病本在脾肾亏虚，"实"为浊毒郁滞，必须标本兼顾，虚实同治，攻补兼施，扶正固本，故始终坚持运用"养血补肾汤""肾毒清丸"汤丸合治，方收其效。值得注意的是，"养血补肾汤"，需根据病情的演变，阴阳气血的盛衰或其转化的偏向，随症加减；"肾毒清丸"中的生大黄可依据患者病情的变化，调整剂量或改为熟大黄服用，适可而止。

五、高尿酸性肾病——降酸丸

1. 概述

高尿酸性肾病（uric acid nephropathy，UAN），又称"痛风性肾病"，是体内嘌呤代谢紊乱导致的代谢性疾病，主要是由于尿酸的排泄减少，或由于酶的缺乏使尿酸生成增多，尿酸盐沉积在肾脏上，启动炎症反应，导致肾脏的病理学改变。若尿酸盐沉积于经络多为痹症，故称为"在经为痹""在脏为肾"。

根据其临床表现归属于中医"痹症""淋病""腰痛"或"厉节病"等范畴。其主要病因是由先天禀赋不足，劳倦过度，饮食不节或感受外邪等，而肾气亏虚，湿浊瘀阻是本病的主要病机。在长期的临床实践中，王老根据高尿酸血症的病因病机反复实践，不断总结，积累了丰富的临床经验，研制成"祛湿泌浊，益肾化瘀"的"降酸丸"验方，治疗高尿酸性肾病，临床效果颇好。

2. 验方——降酸丸

（1）药物组成

草薢　石菖蒲　土茯苓　薏苡仁　泽泻　车前子　当归　赤芍　川芎　泽兰　地龙　莪术　菟丝子　巴戟天　怀牛膝　黄芪　炒白术　陈皮　夏枯草　生牡蛎

（2）用法

研末为丸，日服 3 次，每次 10g，温水吞服。

（3）方解

本方立法为祛湿泌浊，益肾化瘀。方中黄芪、炒白术、陈皮、薏苡仁、车前子、泽泻健脾利湿；菟丝子、巴戟天、淮牛膝补益肾气；当归、川芎、赤芍、泽兰、地龙、莪术等活血化瘀、通利血脉；草薢分清泌浊、除湿利关节；土茯苓淡渗利湿解毒。《本草纲目》谓土茯苓："祛风湿，利关节，治拘挛骨痛。"《本草正义》"土茯苓，利湿去热，能入络，搜剔湿热之蕴毒……"草薢、土茯苓、薏苡仁为王老治疗高尿酸血症的常用药对，三药合而利水除湿，以利尿酸排出。王老临证之时每逢此类患者，血尿酸高于正常，无论痛与不痛，均可大剂量应用草薢、土茯苓、薏苡仁，这是王老辨病用药的特点之一。石菖蒲辛温芳香，善化湿浊、醒脾胃、行气滞、消胀满，又主风寒湿痹；夏枯草散结消肿，《神农本草经》谓夏枯草"主寒热……脚肿湿痹"，对高尿酸引起的痛风有较好的治疗作用；生牡蛎软坚散结，并有明显的镇痛作用，可治疗尿酸性结石、痛风等。该方为降血尿酸的基本方，无论是高尿酸性肾病、尿酸性结石，还是痛风，在相应治疗的基础上，配合"降酸丸"服用，均可收到满意的效果。

3. 验案范例

（1）脾肾两虚，湿浊瘀阻案

林某，男，51岁，武汉市人，企业干部。2012年5月就诊。

患者因饮食不节，嗜酒，喜肥甘厚味，痛风常作。近一周来，左侧足大踇趾反复红肿疼痛，甚则呻吟不已，活动受限。曾在武汉多家医院诊治，经服用消炎止痛药后症状缓解。其后病情时轻时重，缠绵反复，血尿酸反复异常，而且出现血肌酐升高，肾功能受损，慕名来我院就诊。刻诊：见左侧足大踇趾肿硬，色暗但无疼痛感；面色苍黄，腰膝疼痛，纳谷不香，大便偏溏，小便色黄有尿不尽感。舌质暗，苔薄微黄，脉象沉细。尿常规：蛋白（+），隐血（+），白细胞（±）；肾功能：血肌酐216μmol/L，血尿酸568μmol/L；肾B超未见明显结石影。中医辨证为脾肾亏虚，湿浊瘀阻。拟健脾益肾，祛湿泌浊，化瘀通络法治疗。以"降尿酸方"加滑石煎汤服，7剂，日1剂，煎服3次，配服肾毒清丸。

二诊：服上方2周，痛风未作，大便日行2次，小便可。尿常规检查：蛋白（±），隐血（±），守方续服。嘱其调节饮食，适当运动。

三诊：服药3月余，左足大踇趾肿硬好转，色暗减轻，纳谷增加，腰膝疼痛缓解。尿常规检查正常，复查肾功能：血肌酐降至119μmol/L，血尿酸降至460μmol/L。效不更方，降尿酸方续服。

四诊：服药3月，复查肾功能：血肌酐、血尿酸均在正常范围。痛风未作，健康无恙。

按语： 高尿酸性肾病是因血尿酸沉积肾脏组织引起的病变。若尿酸盐沉积在关节，复因感受外邪，风寒湿流注经络关节，气血运行受阻，而为"痹症"，即所谓痛风。若进一步发展病邪由经络侵入脏腑，导致脏腑产生相应病变，如各种"淋证"，包括"热淋""血淋""石淋"等；若正气虚损，脾肾亏虚，可演变成"肾劳"重症。

此例患者由于尿酸沉积，痛风日久，脏腑受侵，脾肾受损。肾气亏虚则内分泌紊乱，水液代谢失常；脾气亏虚则运化失职，分清泌浊功能受损，导致气血亏虚，湿浊瘀阻。故拟降尿酸方，益肾健脾，祛湿化瘀泄浊。方中黄芪、炒白术、陈皮等益气健脾，增强升清泌浊功能；菟丝子、巴戟天、怀牛膝补益肾气，促进肾的水液代谢；萆薢、石菖蒲、土茯苓、泽泻、薏苡仁、车前子祛湿泌浊，清除血尿酸沉积；当归、赤芍、川芎、地龙、莪术等化瘀通络，推动血尿酸的排泄。配合肾毒清丸通腑解毒，药证合拍，收效甚捷，调治1年余，病告痊愈。

（2）痹痛（湿着瘀阻证）案

帅某，男，46岁，武汉市人，企业职工。2010年8月就诊。

患者诉半月前夜晚3点钟左右，左足踇趾处突然肿痛，固定不移，疼痛难忍，不能屈伸，活动受限，在某医院诊断为痛风，西药对症处理，疼痛缓解。近日，因饮食不节，左足踇趾处疼痛复发，慕名前来就诊。患者被搀扶而来，表情苦楚，口中呻吟。诉左踇趾处疼痛，固定不移，不能伸展，且有麻木感，腰酸困重，肢体重着，转侧受阻。舌苔白腻，脉濡缓。尿常规检查：蛋白（±），肾功能检查，血尿酸685 µmol/L。此为痹痛之证，湿着瘀阻所致，治宜祛湿通络。处方：

薏苡仁30g　苍术10g　防己10g　桂枝10g　独活10g　防风10g
秦艽10g　泽泻10g　怀牛膝10g　地龙10g　川芎10g　甘草6g　制乳没各10g

日1剂，煎服3次。

二诊：服上方2周，肿痛减轻，能屈伸。守上方续服，加淫羊藿、杜仲，加服降尿酸丸。

三诊：汤、丸合用2周，肿痛止，腰重体困有减，转侧利。停用汤药，续服降尿酸丸。

四诊：续服丸药 3 月，血尿酸降至 486 μmol/L。丸药继续巩固。嘱患者调控饮食，适当运动。

按语： 痹痛有寒湿之分，此例为湿痹。湿为阴邪，黏腻重着，若阻遏肢体关节则肢体关节肿痛重着，痛点固定不移；若阻滞气血，筋脉失养，则肢体麻木不仁，活动受限；腰为肾府，湿邪留滞，故腰酸困重，转侧受限。方以除湿为主，佐以祛风活络。薏苡仁、苍术健脾利湿燥湿；淫羊藿、杜仲、泽泻强腰祛湿；桂枝、地龙、川芎温阳通脉活络；独活、防风、秦艽祛风胜湿；甘草和中，制乳没活血止痛。尔后拟降尿酸丸服用 2 个疗程，效果满意，随访 1 年无恙。

（3）脾肾两亏，湿热不化案

薛某，男，46 岁。2014 年 7 月 18 日初诊。

患者诉 5 年来反复出现尿中泡沫，尿色深，伴腰酸膝软乏力，曾在当地医院检查尿常规示：蛋白（+++），潜血（++）。间歇服用中西药物治疗，但未见明显疗效。2 个月前双手指关节及双踝关节红肿疼痛，在当地医院服用别嘌呤醇治疗，药后痛减，一周前来院检查 24 小时尿蛋白定量 1.9g/24h，肾功能示：血肌酐 170 μmol/L，尿素氮 6.9 mmol/L，血尿酸 627μmol/L。诊见双手指关节及踝关节仍见肿痛，伴口苦黏腻，脘腹痞闷，纳差，口渴不欲饮，腰膝酸软，肢体困重，小便短赤，大便臭秽不爽。

查体：双手指关节及踝关节仍见肿大，双下肢轻微浮肿；舌质红、体胖边见齿印，苔薄黄腻，脉濡数。尿常规：蛋白（+++），潜血（++）。诊断为高尿酸性肾病，证属脾肾两亏，湿热不化。拟清热利湿，通络止痛法治疗。处方：

苍术 12g　黄柏 12g　川牛膝 15g　金银花 12g　忍冬藤 30g　虎杖 30g　萆薢 15g　当归 15g　赤芍 15g　桃仁 15g　土茯苓 30g　红花 6g

14 剂

二诊：药后关节肿痛基本消除，口苦黏腻、脘腹痞闷、口渴不欲饮、腰膝酸软、肢体困重等症明显减轻，纳可，二便尚调。上方去苍术、黄柏，加薏苡仁 30g、山萸肉 12g，继服 14 剂。

三诊：患者症情平稳，检查尿常规示：蛋白（++），潜血（+）；肾功能示：血肌酐 160μmol/L，尿素氮 5.8 mmol/L，血尿酸 339μmol/L。刻下无关节疼痛，处于稳定期，以脾肾气虚为主，当治其本，以降尿酸方补肾健脾，活血通络，利湿泄浊。

四诊：随症加减继服 3 个月，关节疼痛始终未发。复查肾功能示：血肌酐 101μmol/L，尿素氮 5.6 mmol/L，血尿酸 320 μmol/L。

按语： 王老根据风寒湿热、邪正盛衰不同，将本病分为急性发作期和稳定期。发作期以邪盛为主，稳定期以正虚为主。该病例病程较长，素体脾肾两亏，本次感受湿邪，湿从热化，湿热之邪阻滞经络，气血运行不畅而形成血瘀，不通则痛，故见双手指关节及踝关节肿大。口苦黏腻，脘腹痞闷，纳差，口渴不欲饮，腰膝酸软，肢体困重，小便短赤，大便臭秽不爽，乃脾肾亏虚，运化失司，湿热不化所致。舌质红、体胖边见齿印、苔薄黄腻、脉濡数，乃脾肾亏虚、湿热不化之征。遵循"急则治标，缓则治本"的原则，在治疗初期以清热利湿，通络止痛为法则，待疼痛缓解，症情稳定后，再以降尿酸方益肾健脾，祛湿通络，标本兼治而收功。

六、糖尿病肾病——糖尿肾方

1. 概述

糖尿病肾病是糖尿病特发性全身微血管病变的肾脏表现，是由糖尿病引起的以肾小球硬化为特征的肾脏疾病，也是糖尿病的严重并发症之一。早期表现为尿中排出微量白蛋白，继之出现临床蛋白尿，最后发展为慢性肾功能不全，终末期肾病是糖尿病导致死亡的主要原因。

古代医籍中没有直接对应糖尿病肾病的病名，多归属于中医的"下消""水肿""尿浊""关格"等病范畴，现代医家多倾向于将其命名为"消渴肾病"。其病因为消渴病控制不利或迁延日久，久病入络，肾络受损，封藏不固，精微下泄。王老认为其核心病机为：阴虚为本或气阴两虚，肾络瘀阻，根据多年临床经验拟定"糖尿肾方"以养阴清热，益气活血，治疗糖尿病肾病，取得了较满意的疗效。

2. 验方——糖尿肾方

（1）药物组成

黄芪　太子参　苍术　玄参　麦冬　石斛　葛根　生地　赤芍　丹参　玉竹　枸杞子　山药　山茱萸　黄连

（2）方解

黄芪、太子参健脾益气；枸杞子、山药、山茱萸滋阴补肾；玄参、麦冬、石斛、葛根、玉竹清热养阴生津；生地、赤芍、丹参凉血活血；苍术清热燥湿；少佐黄连示清心之意，全方奏养阴清热、益气活血之功，俾使脾气得健、肾精得固、津液得生、燥热得清、瘀血得化，则病有可愈之冀。

（3）加减

若阴损及阳，酌减滋阴药，去黄连，加菟丝子、巴戟天、补骨脂、干姜温补肾阳；湿热未尽，加滑石、车前子清利湿热；蛋白尿，加生龙牡、芡实、莲须以达收敛固摄之效。

3. 验案范例

气阴两虚案

姚某，男，63岁，荆州人，村民。2012年10月就诊。

患者诉糖尿病史 10 余年，在当地多方医治，效果不佳，2 年前出现蛋白尿，在武汉某医院诊断为糖尿病肾病，遂慕名前来我院就诊。症见面色萎黄，口渴多饮，多食善饥，多汗，心慌气短，神疲乏力，头晕眼花，大便秘结，小便频数，泡沫多，舌红苔黄少津，脉细数无力。尿检：蛋白（++），空腹血糖 8.2mmol/L。肾功能：血肌酐在正常值上限波动。辨证为气阴两虚。拟益气养阴清热法。处方：

北沙参 10g　麦冬 10g　五味子 10g　生地 10g　石膏 20g（先煎）知母 10g　怀牛膝 10g　黄芪 20g　山药 20g　玄参 10g　花粉 10g　丹皮 10g　赤芍 10g　枣皮 10g

日 1 剂，煎服 3 次。

二诊：服上方半月，多食善饥有转，口渴多饮减轻，大便偏干，但不结。守上方续服，去石膏、知母，加玉竹、枸杞、石斛。

三诊：服上方月余，症情稳定，时有嗜睡感。尿检：蛋白（+）。拟糖尿肾方去黄连，加生龙牡、莲须调治。

四诊：服糖尿肾方 3 月余，饥饿感消失，口干不明显，夜尿频数明显好转，尿中少量泡沫。尿检：蛋白（±）～（-）。

按语：糖尿病属于中医消渴病范畴，有上消、中消、下消之分，若胃火炽盛，耗气伤阴，则口渴多饮，多食善饥，或汗多；燥热伤肾，气化失司，故小便频数；火热耗气伤阴，气血失养，故心慌气短，头晕眼花，神疲之力；气虚无力，阴血不足，不能蠕动肠道，故大便秘结。舌红苔黄少津、脉细数无力，为气阴两虚之征。方中黄芪、山药、沙参益气，生地、玄参、麦冬、五味子、花粉滋阴生津，石膏、知母能清胃热；加丹皮、赤芍活血化瘀，枣皮、牛膝滋肾，合奏益气养阴、清热生津之功。尔后拟糖尿肾方去黄连加龙牡、莲须调治收效。

七、泌尿系结石——肾石方

1. 概述

泌尿系结石是指一些晶体物（如钙、草酸、尿酸、胱氨酸等）和有机质（如基质 A、酸性黏多糖等）在泌尿系的异常聚积。结石大多位于肾盏或肾盂，随着结石下移，可停留在输尿管和膀胱。其病因及形成过程与社会环境、自然环境、种族遗传、饮食习惯、代谢异常、疾病、用药、泌尿系梗阻、感染、异物、肾的损害及尿液变化等因素有关。

中医学没有泌尿系结石的名称，其类属于中医的"淋证""腰痛"等范畴。中医文献对石淋症状描述的非常清楚，明确指出石淋形成之因是由肾虚，膀胱气化不利，膀胱湿热而致泌尿机能失常。王老根据其发病机理，以清热利湿、行气化瘀、通淋排石立法，自拟"肾石方"治疗肾结石，屡获良效。

2. 验方——肾石方

（1）药物组成

冬葵子　金钱草　海金沙　鸡内金　怀牛膝　王不留行　赤芍　川芎　郁金　桃仁　沉香　萹蓄　滑石　车前子　枳实　甘草

（2）方解

方中冬葵子、金钱草、海金沙通淋排石；萹蓄、滑石、车前子清热利湿；王不留行、赤芍、川芎、郁金、怀牛膝、桃仁、沉香活血通络，化瘀止痛；鸡内金、枳实化坚消积滞而运脾，与利水通淋的金钱草伍用，有消石排石、运脾利水之功效；甘草和中。全方共奏清热利湿、行气化瘀、通淋排石之功。

（3）加减

根据下焦湿热、气血瘀滞情况适当加减，若腰痛甚，加三七、元胡加强活血止痛之力；合并肾积水，加瞿麦、泽泻、三棱、莪术加强化瘀利湿之功；合并感染，加芙蓉花、蒲公英、黄柏清热解毒利湿；血尿酸高，加夏枯草、生牡蛎、地龙软坚散结，通利血脉，降低血尿酸。

3. 验案范例

（1）梗阻性肾病（湿热蕴结，脾肾亏虚）案

张某，女，56岁，武汉市人，机关干部。2014年11月就诊。

患者诉患泌尿系结石伴肾积水多年，今年5月肾功能检查提示血肌酐异常，经人介绍，前来就诊。症见面色无华，形体偏瘦，诉腰脊酸困，左侧腰腹胀痛，时轻时重，时作时止，小便频，色黄赤，时有涩滞灼热感，大便溏，脘胀纳差。舌质暗，苔黄腻，脉沉细而滑。尿常规检查：潜血（++）、白细胞（++）、上皮细胞89；肾B超检查：左肾结石合并积水；肾功能检查：尿素氮10.1mmol/L，血肌酐268μmol/L；血常规：血红蛋白91g/L。辨证为湿热蕴结，脾肾亏虚。治则清热利湿，化瘀排石。处方：

萹蓄20g　瞿麦20g　滑石20g　黄柏12g　通草3g　车前草20g泽泻10g　白茅根30g　金钱草30g　海金沙30g　冬葵子10g　怀牛膝15g　鸡内金10g　三棱10g　莪术10g

日1剂，煎服3次。

二诊：服上方半月，小便涩滞灼热减。尿检：潜血（+）、白细胞（−）、上皮细胞（−）。拟方：淫羊藿、巴戟天、菟丝子、杜仲、怀牛膝、车前子、滑石、瞿麦、泽泻、三棱、莪术、桃仁、茯苓、白术、甘草，合肾毒清丸。

三诊：汤、丸合用 3 月，腰酸胀痛缓解，小便利，纳食可。复查肾 B 超：积水消失；血肌酐降至 132 μmol/L。守上方去瞿麦、泽泻、三棱、莪术、桃仁，加黄芪、熟地、当归、枸杞、丹参，配服肾毒清丸。

四诊：汤、丸再用 3 月余，面色红润，腰壮体健，告知结石已排出。复查血肌酐降至 112 μmol/L。

按语：此例梗阻性肾病，因泌尿系结石日久，湿热蕴结下焦，脾肾亏虚所致。治疗首拟清热利湿，化瘀排石；继以益肾健脾，利湿化瘀，合肾毒清丸，通淋排石；尔后加用益气养血之药，共奏益肾健脾、通淋排石、利湿化瘀、益气养血之功。俾使湿去热清，积水消失，结石排出，肾功能恢复。

（2）右肾结石（湿热蕴结）案

陈某，女，36 岁，炭黑厂工人。1989 年 11 月 3 日初诊。

患者诉 3 小时前突然出现右侧腰腹疼痛，辗转不安，伴呕吐，大便未解，小便短赤，故来就诊。尿常规检查：蛋白（－）、红细胞（＋＋）、白细胞少许；B 超检查提示右肾结石 0.5×0.6cm，诊断为石淋（右肾结石）。证属湿热蕴结下焦。拟清热利湿，通淋排石法治疗。处方：

车前草 15g　泽泻 15g　茅根 15g　石苇 30g　金钱草 30g　海金沙 20g　萹蓄 12g　鸡内金 20g　枳实 12g　乌药 12g　赤芍 30g　王不留行 30g　怀牛膝 12g

二诊：服上方 10 剂，小溲通利，右侧腰腹时而隐胀。守上方继服。

三诊：12 月 21 日，诸症悉平，排出结石一枚，B 超检查未见结石影。

按语：此例辨证为湿热蕴结下焦，煎熬尿液，结为砂石，阻滞尿路，不通则痛，故腰腹疼痛，辗转不安，甚则呕吐；湿热蕴结下焦，故小便短赤。治疗以肾石方加减清热利湿，通淋排石。方中金钱草、海金沙、石韦清热通淋排石，为排石之要药；车前草、泽泻、白茅根、萹蓄清热利湿、凉血止血；鸡内金、枳实、乌药、赤芍、王不留行、怀牛膝行气化瘀散结，促使结石排出。

（3）肾结石并积水（气滞血瘀）案

高某，男，33 岁，职员。2002 年 3 月 6 日初诊。

诉右侧腰胀，未诉排尿异常，大便四日未解，纳食一般，素嗜辛辣之品。舌质暗、苔厚腻，脉细数。肾 B 超：右肾积水伴输尿管上段扩张，左肾下极结石（0.35cm）。诊断为肾结石并积水。证属气滞血瘀。拟行气化瘀，通淋排石法治疗。处方：

金钱草 30g　海金沙 30g　内金 15g　玉金 15g　冬葵子 20g　车前子 20g　杜仲 15g　川牛膝 15g　王不留行 30g　元胡 12g　三棱 10g　莪术 10g　熟大黄 5g　枳实 10g　瞿麦 20g　泽泻 20g

水煎内服，日 1 剂。

二诊：服药后患者觉腰胀减轻，大便已通、质软，日一行。中药守上方去熟大黄、枳实，14 剂，水煎内服，日 1 剂。

三诊：腰胀缓解。中药守上方去杜仲、川牛膝，14 剂，水煎内服，日 1 剂。

四诊：上方加减治疗 2 月，复查肾 B 超提示肾结石和肾积水均消失。

按语：患者素嗜辛辣之品，饮水较少，湿热之邪蕴结下焦，煎熬尿液，结为砂石，阻滞尿路，不通则痛，故腰胀痛；肠道积热，传导失司，故大便四日未解。舌质暗为血瘀之象，苔厚腻乃湿热所致，脉细数为肾虚兼有热象。治当益肾化瘀，通淋排石。王老以肾石方化裁，方中金钱草、鸡内金、海金沙清热利湿排石；车前子、冬葵子、萹蓄、瞿麦、王不留行利水通淋；三棱、莪术、牛膝、郁金行气活血化瘀；元胡止痛；大黄、枳实通腑泄热；杜仲补肾壮腰。诸药配合，服用两剂大便已通，腰胀得减。上方加减治疗2月，复查肾B超提示肾结石和肾积水均消失。纵观脉证，治法当以"通"为主，以活血化瘀、清利通淋之品为主，配伍益肾之品，增强通利排石作用，有相得益彰之效。

男科病治验

一、前列腺炎

前列腺炎，青年男子患此病者居多，临床观察这些患者中多有手淫频作史。

验案范例

湿热蕴结、浊毒瘀滞案

何某，男，23 岁，武汉市人。2011 年 5 月就诊。

患者因小便滴白或脓液尿在市某医院诊治，前列腺液检查提示：白细胞满视野，脓细胞（+++），卵磷脂小体少许。诊断为前列腺炎，西药治疗 2 周，效果不好，遂慕名前来就诊。

症见面色萎黄，神疲倦怠。诉有手淫频作史，尿频色黄且浊，时滴白或脓液尿，大便干结时尤甚，尿道涩胀，会阴部胀痛，阴囊潮湿腥臭，口苦，腹胀便秘。舌质红，苔黄腻，脉滑数。中医辨证为湿热蕴结，浊毒瘀滞。治宜泄肝清热，解毒利湿。处方：

龙胆草 10g　栀子 10g　柴胡 10g　生地 12g　当归 10g　泽泻 10g　车前子 10g　萹蓄 20g　木通 9g　滑石 20g　甘草 10g　忍冬藤 30g　连翘 10g　败酱草 30g　大黄 10g（另包后下）

日 1 剂，煎服 3 次。

二诊：服上方 20 剂，腹胀便秘解，口苦减，阴囊潮湿减轻，小便涩胀好转。观其肝经湿热已清，更方拟分清泌浊，解毒祛湿法，萆薢分清饮加减：萆薢、石菖蒲、苍术、黄柏、土茯苓、薏苡仁、车前子、莲子心、茯苓、丹参、赤芍、王不留行、芙蓉花、红藤、怀牛膝。

三诊：上方出入调治 3 月余，小便畅，浑浊减，阴囊潮湿除，尿滴白或脓液极少。更方拟补肾清利法：熟地、山药、丹皮、山茱萸、菟丝子、枸杞、车前子、五味子、覆盆子、土茯苓、薏苡仁、黄芪、党参、茯苓、白术、丹参、当归、川芎、白花蛇舌草、忍冬藤等研末为丸，温水吞服，日服 3 次，每次 10g。

四诊：服丸药半年，诸恙悉平，体健神复。前列腺液检查：卵磷脂小体（+++），病情告愈。

按语：此例前列腺炎由于频繁手淫，纵欲过度，酿成湿热蕴结，壅遏下焦，肝经瘀滞，浊毒化脓等临床症状，故治疗重点当清热解毒，祛湿化浊。首拟龙胆泻肝汤合八正散化裁，加忍冬藤、连翘、败酱草等清热解毒之品，以解毒祛湿，泄肝清热。二诊时更方拟萆薢分清饮加解毒祛湿之芙蓉花、红藤以分清泌浊，解毒祛腐，尔后拟补肾清利法研制成丸药调治，方中补肾与清利配伍，益气与活血结合，达到扶正祛邪，补肾固本之目的。

二、前列腺增生症——通前丸

1. 概述

前列腺增生症是老年人的常见病或多发病之一。因老年人年老体弱，肾气虚衰，随时可受外邪侵袭，过度劳累，情绪激动，饮食不节，或嗜食辛辣食物的刺激而诱发或突发，导致尿潴留和尿路阻塞，排尿困难或尿道堵塞不通等症。其临床表现归属于中医学"癃闭"范畴。

前列腺增生症除小便排出困难，也兼见腰酸足冷、性欲减退、脉沉细弱等肾阳虚衰之候。肾阳虚衰为病之本，水湿潴留为病之标，本虚标实，以本虚为主。因此温补肾阳、通利水道是其基本治法。若病程日久，不仅是虚，而且有瘀，所谓"久病多虚""久病多瘀"，出现小便淋漓而下、排尿困难甚则小腹胀痛、阻塞不通等瘀阻气滞之症。故必须配伍通瘀散结之品，同时须改善水湿潴留所导致的并发尿路感染，如小便频数、灼热湿滞等湿热之象。

王老在诊治前列腺增生症的临床中根据其主要病机和病证特点总结出"通前丸"基本方，可收到缓解病情、减轻痛苦的良好效果。

2. 验方——通前丸

（1）药物组成

炮甲　土鳖　地龙　莪术　蜈蚣　水蛭　夏枯草　生牡蛎　昆布　海藻　肉桂　菟丝子　巴戟天　益智仁　黄芪　当归　川芎　怀牛膝　车前子　炙甘草

（2）功用

温肾化瘀，软坚散结，益气活血。

（3）用法

共研末为丸，梧桐子大，日服 3 次，每次 10g，温水吞服。根据临床表现适时加用汤药。其中水蛭研粉装胶囊服用。

3. 验案范例

周某，男，68 岁，武汉市人，大学教师。2011 年 11 月就诊。

患者诉患前列腺疾病 10 余年，渐至尿道无力，淋沥不尽，常服保列治等药。近年来症状逐渐加重，尿如细线排出困难，甚至小腹胀痛难忍。就诊前因疼痛尿闭去某医院急诊导尿，缓解燃眉之急。因患有冠心病、肾功能受损等，暂时保守观察，遂慕名前来我院求治中医。

症见面色萎黄，神疲乏力，腰膝酸软，足冷，小便排出无力或点滴难出，舌质淡暗，苔薄白，脉沉细弱。前列腺 B 超提示肥大 5.8cm×5.4cm×4.9cm。中医辨证为肾阳虚衰，气血瘀阻，水道不利。拟温肾化瘀散结。处方：通前丸，加服汤剂。

制附片 10g　肉桂 3g　熟地 10g　山药 10g　山茱萸 10g　丹皮 10g　茯苓 15g　泽泻 10g　怀牛膝 10g　车前子 20g　当归 10g　赤芍 10g

桃仁 10g　红花 10g　王不留行 30g　败酱草 15g　紫花地丁 15g

水煎服，7 剂，日 1 剂。

二诊：服上方半月余，小腹胀略减。守上方，汤药加用桔梗、升麻。

三诊：上方调治半月，腰膝酸软减轻，小腹胀缓，小便淋沥好转。已见畅通之势，守方续服，汤药去败酱草、地丁。

四诊：上方调治月余，小便逐渐通畅，纳谷增加，精神好转。汤药调整，拟补肾健脾，益气养血法，合通前丸，巩固善后。

五诊：2013 年 6 月复诊，诉夜尿 2 次左右，排尿已畅、有力。复查前列腺 B 超：5.2cm×5.1cm×4.8cm，较前略有缩小的趋势。

按语： 此例前列腺增生其临床表现为"癃闭"，提示肾阳虚衰，气血瘀阻，水道不利，属本虚标实之证，肾阳虚衰为主，水湿潴留为标。拟通前丸合济生肾气汤，方中制附片、肉桂、菟丝子、巴戟天、益智仁温补肾阳，固肾气；熟地、山药、枣皮滋养肾阴，助肾阳之力，"补虚固本"；炮甲、土鳖虫、地龙、莪术、蜈蚣、桃仁、红花、王不留行活血化瘀；夏枯草、生牡蛎、昆布、海藻软坚散结，开通水道，以攻实治标；怀牛膝、车前子利水利尿，共奏温补肾阳、化气利水、通瘀散结、疏通水道、通利小便之功，同时加用桔梗、升麻宣肺气，意在"提壶揭盖"。升麻升宣中气，还有升清降浊，欲降先升之意，促其小便通利。

三、阳痿——起痿丸

1. 概述

阳痿乃中医病名，是指中青年男子由于虚损、惊恐或湿热等诸多因素导致宗筋弛纵，引起阴茎痿软不举，或临房举而不坚的病证。历代医家都有精辟的论述，至今仍具有临床指导意义。

王老在长期的临床实践中，对阳痿病机做了精辟的概括，认为"其病在肾，不独为肾；病虽属阳，但不能唯阳"，并基于肾为元阴元阳之所系，肾之元阳系于元阴，阴生阳长，阴阳互根之理，总结创制出"起痿丸"验方，针对阳事不举，或举而不坚，因下元虚冷，或因肾精亏损，或因宗筋湿热，或脾虚、肝郁、房劳等诸多因素，选取温肾壮阳、填精生髓、补血养肝、任督互补之药物，滋阴与壮阳并举，且温肾无燥热之偏，益精无凝滞之嫌，尤以温肾阳、益肾精、平衡阴阳见长，使阳得阴助而生化无穷，阴得阳升而泉源不竭，兴阳起痿，终达阴阳调和之效。

2. 验方——起痿丸

（1）药物组成

鹿茸　肉桂　淫羊藿　巴戟天　肉苁蓉　韭菜子　雄蚕蛾　菟丝子　枸杞子　龟板胶　鹿角胶　熟地黄　山茱萸　三七　当归　丹参　砂仁　蜈蚣　炙甘草　五味子　蛇床子　九香虫　露蜂房　炙黄芪　人参

（2）功能

温肾阳，暖命门，补肾精，强宗筋，活血脉，健脾养肝，通督兴阳起痿。

（3）用法

全方烘干研末为丸，如梧桐子大，温水吞服，日服三次，每次 10 丸，三个月为一疗程。同时视患者就诊时的临床表现，随症加用中药汤剂施治，意在治本不忘其标邪。

3. 验案范例

（1）房劳伤肾致痿案

徐某，男，29 岁，大学教师。1999 年 4 月 7 号就诊。

患者诉已婚 2 年，结婚初始房事功能尚可，由于性生活过频，渐致举阳不坚，而成阳痿前来就诊。见其面色萎黄，精神萎靡，诉每次房事后，腰膝酸软加重，精神疲乏，纳食不香，二便尚可。舌红苔薄白，脉沉细。此为房劳伤肾所致，治宜益气健脾，疏肝理气。处方：

黄芪20g　党参10g　炒白术10g　茯苓10g　陈皮10g　广香10g　砂仁10g　柴胡10g　枳壳10g　当归10g　白芍10g　郁金10g　玫瑰花10g　炙甘草6g

每日1剂，煎服3次。

二诊：服药半月，纳谷增加，精神好转，患者比较高兴。守上方，续服1周，加服起痿丸。

三诊：服起痿丸3月，腰膝酸软缓解，纳谷正常，精力充沛，性欲可及。续服起痿丸，嘱其节制房事生活。

四诊：续服3月，诸恙悉平。阳痿痊愈，性生活正常，夫妻双方非常满意。

按语：此例阳痿系房劳伤肾所致。肾损及脾，脾失健运，故纳差神疲；致后天失养，化生无源，不能奉养先天之精血，故阳事不举也。首用香砂六君丸益气健脾，四逆散疏肝理气，调畅气机，使脾气得充，健运复常，以达后天养先天、补肾益精之功。因房事失节，精血亏耗，故欲而不及。肾为元阴元阳之所系，元阳赖精血而济、而壮、而衡，若元阳失制，元阴失耗，宗筋弛纵，当致阳痿。遵"孤阴不生，独阳不长"之训，壮阳必须养阴，阴生阳长。"起痿丸"方鹿茸、肉桂、淫羊藿、巴戟天、肉苁蓉、韭菜籽等壮肾之元阳；熟地、山茱萸、枸杞、龟鹿胶滋养肾之元阴、精血，以资元阳之力；蜈蚣、蛇床子、九香虫、露蜂房等通督强筋，壮阳起痿；黄芪、人参、砂仁、当归、三七等健脾养肝，益气活血，共奏兴阳起痿之功。

（2）下元虚冷，命门火衰案

陈某，男，41 岁，荆门市人，工人。2001 年就诊。

患者已结婚 10 余年，婚后性生活基本正常，但由于房事过频，逐渐出现阳事举而不坚现象，并且时间短暂，一直未予治疗。近 1 年几乎无法勃起而来求治。

患者面色淡白，神情倦怠，周身乏力，头晕健忘，四肢发凉，腰膝酸冷，有性要求，但不能勃起。舌淡胖苔薄滑，脉沉细。诊断为阳痿，辨为下元虚冷，命门火衰。治宜温阳补肾。处方：起痿丸方去蜈蚣、九香虫、露蜂房、鹿茸、加炒枣仁、柏子仁、山药，日 1 剂，煎服 3 次。

二诊：服上方半月，头晕健忘好转，疲倦感减轻，二便可。改用起痿丸调理。

三诊：服起痿丸 3 月余，诉阳事已复，但不坚硬。

四诊：续服起痿丸近半年，诸羔悉平，性功能恢复，房事生活正常。

按语：命门火衰，又称肾阳衰微、肾阳虚衰、下元虚惫、真元下虚。肾阴和肾阳相互依存，命门火衰多由元气虚弱或肾精耗伤所致。命火为全身阳气之根，乃"生气之源"，对全身各脏腑的生理活动有温煦、推动的作用。所以说"五脏之阳气，非此不能发"，能促进人体脏腑机能，另外能推动水液代谢，司肾关之开合。《景岳全书》认为阳痿"火衰者十居七八，而火盛者仅有之耳"。此例患者由于房事失节，恣情纵欲过度，精血亏虚，命门火衰，故阳事不举；肾精亏耗，髓海空虚，故见健忘、头晕；肾主藏精，肾虚而封藏无力，则早泄；腰为肾之府，精气亏虚故腰膝酸冷，神疲肢软。舌脉均属肾阳不足、命门火衰之象。方用起痿丸，药证合拍，故病获愈。

（3）气虚阳痿案

李某，男，28岁，武汉市人，企业职工。2012年3月5日就诊。

患者2年前因生活极度不规律，玩手机、逛夜市、频繁手淫等，甚至夜不归寝，后逐渐致阴茎无法勃起，去市内多家医院医治，效果不显。就诊时见神疲乏力，气短懒言，动则加重，渐情绪低落，精神不振，食而无味，寝则不安。察面色萎黄，体瘦，舌淡苔白，脉沉紧细。辨证为肝郁肾亏，气虚致痿。治宜疏肝解郁，补中益气。方拟柴胡疏肝散合补中益气汤加减。处方：

黄芪60g　白术15g　陈皮20g　升麻10g　柴胡15g　人参10g　当归12g　白芍10g　郁金30g　川芎10g　丹参30g　合欢皮10g　夜交藤30g　炙甘草5g

日1剂，煎服3次。

二诊：服上方15剂，肝郁气虚证有所好转，但入睡多梦。守上方，加远志、麦冬、五味子、龙齿、炒枣仁、柏子仁等调治。

三诊：服药月余，精神好转，食寝得安，且有晨勃感，遂改用起痿丸。

四诊：服用起痿丸半年余，告知病愈，房事生活正常。

按语：诊治此例阳痿，根据其临床表现首用补中益气汤合柴胡疏肝散加减，妙在补中益气升阳举陷，疏肝解郁调畅气机，肝宁心安，俾使中气充实，肝气调畅，食纳味香，入寝安宁。尔后服用起痿丸调理其本而获愈。正如王老所指出的："其病在肾，不独唯肾；病虽属阳，但不能唯阳。"

（4）阳痿（脾阳虚衰、脾虚湿困）案

汪某，男，30岁。2005年5月18日就诊。

2年前开始出现早泄，自服壮阳药无效，反而出现阳痿，性欲淡漠，

先后以补肾、调肝法治疗效果不显。面色少华，形体瘦弱，纳差口苦，厌油腻食物，神疲乏力，四肢困重，大便时溏，阴囊及两股潮湿。舌淡胖、苔白滑，脉濡细。证属脾虚湿困，治当健脾化湿，理气通络。方选参苓白术散加减。处方：

炒扁豆10g　党参10g　茯苓15g　炒白术10g　砂仁10g　薏苡仁30g　白蔻仁10g　桔梗10g　淫羊藿10g　当归10g　蜈蚣10g　藿香10g　丁香10g　木香10g　炙甘草6g

日1剂，煎服3次。

二诊：服药月余，食纳增加，精神好转。改服起痿丸。

三诊：服用起痿丸3月余，性生活恢复正常。

按语：脾为后天之本，气血精微生化之源。阳明为多气多血之腑，阳明谷气旺盛，脾胃健运，升清降浊，则后天充实得以滋养人体各器官，宗筋血流旺盛，才能雄壮。如饮食失调、劳倦内伤，或素体脾胃虚弱，导致饮食停滞，湿困中焦，或中土不足，脾阳不振，生化乏力都可以导致宗筋痿软。脾阳虚衰，运化失职，寒凝气滞，故腹胀纳少；脾阳虚不温四肢，故形寒肢冷；中阳不振，水湿内停，舌淡胖、苔白滑；脉沉细无力均为阳气亏虚、寒湿内停之征。《临症指南医案·遗精》云："又有阳明虚则宗筋纵，盖胃为水谷之海，纳食不旺，精气必虚，况男子外肾，其名为势，若谷气不充，欲求其势之雄壮坚举，不亦难乎？治惟有通补阳明而已。"本例先理气健脾，使脾气充足，湿浊温化而气机畅达，脾胃升降功能恢复，后天充沛以滋先天，气血流畅而宗筋得到濡养，阳痿早泄得愈。

（5）肝郁致痿案

林某，男，27岁，武汉市人，个体经营者。2012年9月就诊。

因生意经营不顺，致家庭不和，阳痿半年，欲而难坚，多方医治无效。伴见阴囊坠胀，胸胁满闷，烦躁易怒，食少神疲，咽干口苦，小便黄，大便不爽。舌质红，苔薄黄，脉象弦滑。证属肝郁化火致痿，治宜疏肝解郁、清热泻火。先用丹栀逍遥散加味。处方：

柴胡、丹皮、栀子各6g　白芍、白术、当归、茯苓、车前子、川楝子、橘核各10g　甘草、薄荷各5g　生姜5片

水煎服，每日1剂，连服1月。

二诊：服上方后，囊坠、胁满、口苦、溲黄较前减轻。守上方加玫瑰花、枳壳、郁金、黄连、麦冬、夜交藤。

三诊：服用上方15付，胁满、口苦等症状逐渐缓解，纳谷增加，二便正常。继而用起痿丸调理。

四诊：服用起痿丸3月余，诸恙悉平，性功能恢复正常。

按语：此例肝郁化火致痿。因肝郁失达，气机不畅，故胸胁满闷；肝失疏泄侮脾，故食少神疲，便溏不爽；郁热化火则烦躁易怒，上逆则咽干口苦；阴囊坠胀乃肝郁所致。舌红苔黄，脉弦滑皆为肝郁化火之象。故首用丹栀逍遥散，解郁泄火；续用玫瑰花、枳壳、郁金增强疏肝解郁，麦冬、黄连、夜交藤宁心安神；在此基础上配服起痿丸调理，药中病机，火清郁解，肝宁心安，阳痿乃愈。

（6）心脾两虚，化源不足，宗筋失养案

袁某，男，45岁，仙桃市人，机关干部。2014年8月就诊。

丧妻后性格冷漠孤僻，郁郁寡欢，再婚年余，患阳痿不起，服补肾壮阳等药，效均未显。症见形体羸瘦，面色萎黄，心悸少寐，气短神疲，食少便溏，腰膝酸软，性欲淡漠，舌淡苔薄白，脉细弱。证属心脾两虚，宗筋失养而成阳痿。治宜补益心脾，方用归脾汤加味。处方：

炙黄芪、党参、炒白术、茯苓、熟地各15g　当归、茯神、远志、酸枣仁、木香、桂圆肉、菟丝子、枸杞各10g　肉桂3g　干姜6g　炙甘

草 5g

水煎服，每日 1 剂。

二诊：心脾两虚症状渐减，纳谷增加，大便成形。守上方去干姜、肉桂，加柏子仁、刺五加，加服起痿丸。

三诊：上方调治月余，纳可，二便调，寐安神复，性欲好转。续服起痿丸。

四诊：再服起痿丸 3 个月，痊愈，性功能正常。

（7）脾阳亏虚致痿案

李某，男，36 岁，武汉市人，机关干部。2008 年 10 月就诊。

患者素体脾胃虚弱，稍食生冷即腹泻便溏，并逐渐加重。一年四季，不论春夏秋冬肚腹需要用棉垫保暖，办公座椅需要加用棉垫，外出乘车备有专用棉垫，否则遇冷则泻，大便日常 3～5 次，甚则完谷不化，十分苦楚。多服用抗生素及止泻药物罔效，近一年来，性欲减退，功能亦差，举阳不坚或痿软不举。

就诊时见面容憔悴，形体消瘦，神疲乏力，气短或懒言，时有心慌，纳谷乏味，腹冷便溏，阳事不举等症。脉象沉细而弱，舌质淡、边有齿痕，苔白腻。辨证为脾阳亏虚致痿，治宜温肾暖脾，培土止泻。处方：

制附片 10g　肉桂 3g　补骨脂 10g　干姜 10g　肉豆蔻 10g　吴茱萸 10g　炒白术 10g　党参 10g　砂仁 6g　炙甘草 6g　茯苓 15g　车前子 20g　泽泻 10g

日 1 剂，煎服 3 次。

二诊：服上方 10 剂，腹冷减，大便 2 次，仍不成形。去吴茱萸、砂仁，加用赤石脂、苍术、广香、黄连。

三诊：用药 10 剂，大便日 1 次已成形，纳谷渐佳，并觉有晨勃感。

方用香砂六君丸、起痿丸等调治。

四诊：诉香砂六君丸服用 2 周，起痿丸连服 3 月，面色红润，精神恢复，纳食二便正常，阳事已复。

五诊：续服起痿丸 3 月，阳痿痊愈。一年后随访无恙。

按语： 此例与脾阳亏虚，先天不足，后天失养有关。脾虚及肾，肾阳不振，命门火衰，不能温煦脾阳，导致脾肾阳衰，诸症遂现。方用制附片、肉桂、补骨脂温肾阳、暖命门，吴茱萸、干姜、苍白术、肉豆蔻暖脾止泻，党参、茯苓、泽泻、车前子、广香、砂仁健脾利湿，炙甘草补中健脾并调和诸药。方中加用黄连寓苦寒清热燥湿之意，配伍广香有荡涤肠道、清热止泻、活血祛瘀之力。诸药使脾阳复，脾气充，健运统摄、升清化浊功能正常，生化有源，气血充足。继而加用起痿丸，诸恙悉平，阳痿获愈。

（8）湿热下注案

周某，男，29 岁，武汉市人，大学教师。2011 年 5 月就诊。

患者阴茎痿软不能勃起已多年，在武汉、北京、上海等多地医治，效果不满意，前来就诊。查前医之处方，多为温肾壮阳药。详细询问病史，诉高中年代，有频繁手淫史，后出现腰酸肢困，阴茎痿软，甚至欲而不起，领取结婚证不能结婚；面黄体瘦，纳差神疲，阴囊潮湿，臊臭，小便余沥涩滞。舌质暗，苔黄腻，脉象濡数。辨证为湿热下注，宗筋弛纵。治宜清热利湿，益肾活血，拟萆薢分清饮加减。处方：

萆薢 30g　苍术 10g　甘草 10g　丹参 30g　石菖蒲 10g　滑石 30g
车前子 15g　怀牛膝 10g　黄柏 10g　薏苡仁 30g　忍冬藤 30g　连翘
10g　蛇床子 10g

水煎服，日 1 剂，煎服 3 次。

二诊：服药半月，阴囊潮湿好转，小便已清。守上方，去连翘、黄柏，加柴胡、赤芍。

三诊：服上方3周，湿热减，纳谷增，精力渐佳。加服起痿丸调治。

四诊：服起痿丸3月，举阳恢复，性欲可达。尔后续服3月，感觉良好，婚庆时，特地请王老参加婚宴。

按语： 综观病情，该患者有慢性前列腺炎病史。慢性前列腺炎病情日久，可影响男性性功能与生育能力。张景岳《景岳全书·阳痿》曰："凡男子阳痿不起，多由命门火衰，精气虚冷，或以七情劳倦，损伤生阳之气，多致此证；亦有湿热炽盛，以致宗筋弛缓，而为痿弱者。"本例乃湿热阻滞宗筋而致宗筋弛纵，阴茎痿弱不用。在临床上治疗湿热下注或湿浊下注前列腺炎常用龙胆泻肝汤，但治疗前列腺炎所致阳痿，恐凉遏冰伏加重阳痿，故用《医学心悟》之萆薢分清饮加减。方中萆薢苦平，能去浊分清，为治疗湿热下注、宗筋弛纵阳痿之要药。《本草思辨录》云："风寒湿之为阳痿……阳不伸也，以萆薢导之而阳伸。"萆薢与黄柏、滑石、车前子配伍清利湿热；丹参舒筋活络，宗筋得伸，则阳痿自起；石菖蒲化浊开窍，改善阴茎血液循环；甘草调和诸药。本方组方严谨，具有清利湿热、舒筋通脉之功，湿利热清，筋脉得养，则阳器自起，亦是此例收效的关键。

四、早泄

1.概述

早泄是指在性交之始即行排精，甚至性交前即泄精的病证。早泄始见于《辨证录·重嗣门》，其常与遗精、阳痿等病证并见，因此治疗方法每多类同，历代也有记述。

王老认为房劳过度，频犯手淫，以竭其精，而致肾精亏耗，肾阴不足，则相火偏亢，扰动精室，发为早泄；禀赋素亏，遗精日久，阴损及阳，导致肾阴阳俱虚，精关不固，发为早泄；或有肝气郁结，损脾及肝，宗筋失养，亦可引起早泄。早泄的辨证有阴虚火旺、肾气不固或阴阳两虚之不同。其治疗以滋阴补肾益精为主，火旺者兼降火，阳虚者兼温阳。早泄严重时可伴阳痿，阳痿又常伴早泄，治疗时当互参。

2. 验案范例

（1）肾阴亏虚案

田某，35岁，已婚。1981年3月9日初诊。

患者早泄，阳事不举，或举而不坚3年。同时伴有午后潮热，口干喜饮，两下肢酸软乏力。脉细，舌质偏红略紫，苔薄少津。辨证为肾阴亏虚，兼有血脉瘀滞，致使宗筋失养。治拟滋阴活血，处方：

生地10g　菟丝子10g　茯苓10g　五味子10g　枸杞子10g　金樱子10g　丹皮10g　丹参10g　天花粉10g　川续断10g　桑寄生10g　鳖甲20g（先煎）　牡蛎20g（先煎）

二诊：进服10剂，阳事渐兴渐坚，潮热告退，精神转振，唯牙龈易肿。原方加地骨皮12g，再服10剂，诸恙悉愈，每次性交达10分钟之久。再以原方续施，以资巩固疗效。

按语：阳化气，阴成形；阴为阳之基，阳为阴之使。阴精亏损，阳无所依，阴虚及阳，"水去而火亦去"，此阴虚成痿必然之理。用生地、熟地、鳖甲、牡蛎、丹皮、天花粉、金樱子以滋阴降火，并配桑寄生、川续断以补肾壮腰，再于滋阴降火药中少佐枸杞子、菟丝子等补肾温阳之品，而不用阳起石、锁阳等纯阳无阴之壮阳药，并佐五味子、茯苓以宁心安神，冀其心肾相交。如此，则阴助阳以兴，阳得阴而举，阳痿之症可愈。诚如张景岳说："善补阳者，必于阴中求阳，则阳得阴助而生化无穷；善补阴者，必于阳中求阴，则阴得阳升而源泉不竭。"再者，本方非但对阴虚阳痿有效，而且对糖尿病性阳痿和药物性阳痿（如高血压长期服用降压药）亦有效，此异病同治之理也。

（2）肾气不固案

陈某，男，31岁，黄陂人，村民。2013年5月就诊。

诉素体脾胃不好，乏味纳少，胃脘时胀，曾在当地医院做过胃肠镜，提示有慢性浅表性胃炎。见面色无华，神疲乏力，腰酸肢软，头晕耳鸣，时有遗精滑精，结婚2年后，性欲逐渐减退，因举而不坚，或早泄，致痿软不起，遂前来就诊。舌质淡，苔薄白，脉沉弱细。证为早泄，肾气亏虚所致，治宜补肾固精，益气健脾。处方：

菟丝子10g　巴戟天10g　韭菜子10g　杜仲10g　补骨脂10g　鹿角胶10g　五味子10g　山茱萸10g　煅龙牡各30g　芡实30g　金樱子20g　莲须10g　人参10g　炒白术10g　茯苓10g　陈皮12g　砂仁6g

日1剂，煎服3次。

二诊：服上方7剂，腰膝酸软有减，无滑精，纳食有增。守上方，去补骨脂、金樱子、莲须，加黄芪、生姜、大枣。

三诊：服上方月余，纳食可，精力可，能够勃起，但不坚挺。更方为五子衍宗丸合六君子汤加枣皮、黄芪、当归调理，配服起痿丸。

四诊：上方调理3月，诉诸恙悉平，面红有光，精力正常，患者非常满意。

按语：此例肾气亏虚，蛰藏失职，精关不固，故补肾健脾为要。盖脾为后天之本，气血生化之源。若脾气不健，运化失常，则生化少源，气血不足，不能濡养先天之根，肾气无以蒸腾、温煦，日益亏虚，故须益气健脾为主。方中运脾健脾补虚之品，促使脾气振发、健运得充、化生有源。气血充足，精微输布全身，肾气充实，脾气健运，故诸症悉平，早泄痊愈。

（3）肝郁气滞，宗筋失养案

武某，男，44岁。2001年5月20日初诊。

患者诉因心情郁闷，与妻不和半年余。近月来早泄，阴茎勃起困难，性欲低下，伴胸闷不畅，两胁胀满，时有嗳气，食欲减退，二便调畅。舌苔薄白，舌质略红，脉象细弦。辨证肝郁气滞，肾阴亏虚，宗筋失养。治宜疏肝解郁，健脾补肾。处方：

醋柴胡10g　制香附10g　广郁金12g　当归10g　白芍药15g　川芎10g　合欢皮15g　青皮10g　陈皮10g　白蒺藜30g　山茱萸15g　五味子3g　生甘草6g

日1剂，煎服3次，连服7天。

二诊：患者于2个月后来就诊，述服上药7剂后病已痊愈，未再服药。

按语：《杂病源流犀烛》云："又有失志之人，抑郁伤肝，肝木不能疏泄，亦致阳痿不起。"肝为刚脏，主疏泄，性喜条达。当今男人多郁证，心理障碍者司空见惯，似与肝气抑郁不舒，疏泄功能失常有关。故阳痿常从肝论治者，非从肾治疗所能奏效。沈氏达郁饮为常用治痿名方，白蒺藜治阳痿源出于此。《古今医案按》中白蒺藜用量较大，可见本品非多用重用，不足取效。又肝主筋，主运动，为"罢极之本"。前阴为宗筋之所聚，临床所见劳累过度，而导致阴茎难以勃起等现象，似与肝筋罢极有关。沈氏达郁饮加当归、白芍、枸杞等，治慢性肝炎、乙肝携带并发之阳痿，取其理气养血，刚柔并济，不失为消补兼施治痿之变法。

五、遗精

1. 概述

遗精是指因脾肾亏虚，心肾不交，精关不固，或下焦湿热扰动精室所致，以不因性生活而精液频繁遗泄为临床特征的病证，有先天禀赋不足、房室不节、用心过度、思欲不遂、饮食不节、湿热侵扰等因素。一般而言，有梦而遗精者，称为梦遗；无梦而遗，甚至清醒时精液自出者，称为滑精。

王老认为，一般情况下，"有梦为心病，无梦为肾病"，用心过度，或杂念妄想，君相火旺，因梦而引起的遗精多为心病；禀赋不足，房劳太过，无梦而遗者多为肾病。伴见失眠多梦，心悸而烦者，多为心病；伴见腰酸膝软，眩晕耳鸣者，多为肾病。还必须结合患者的体质，发病的新久，以及脉证表现等，才能正确辨证。辨证的要点一辨脏腑，二辨虚实。辨证施治应结合脏腑，分虚实而治，实证以清泄为主，虚证以补涩为要。属肾虚不固者，补肾固精；劳伤心脾者，益气摄精。有肝气偏盛，厥阴疏泄太过而致肾精不藏者，疏肝理气勿忘柔肝补肝；有妄念过度则心火偏亢，肾水不足，不能上济心火，心火妄动，水不藏精而心肾不交，精以时泄者，治疗以清心滋肾为法可愈。肝肾同居下焦而同源，肾藏龙火，肝蕴雷火，有雷火劫伤肾水，导致肾阴亏虚，肾阴不济，相火妄动，扰动精室，而致肾精不固者，治以滋培肾水导龙入海为法则，而不可一味地清肝泻肝；有醇酒厚味，损伤脾胃，化生湿热，下注精室而遗精者，治以清热化湿为主；以肾虚不固为主要病机，夹杂湿热气机不利等因素，补肾涩精为其治疗常法，避免君火偏亢而误用涩法、相火妄动而误用补法。临床辨治不可仅依据有梦无梦，须审证求因，辨因论治。

2. 治法举要

王老对遗精症的治疗，常用以下方法：

（1）清君相，交心肾

遗泄病因，根于情欲妄想，"精之藏制虽在肾，而精之主宰则在心""盖遗精之始，无不由乎心"（《景岳全书》）。年少阳气初盛，血气不充，相火阳热偏盛易动。若情动于心，或心有所蒸，所愿不遂，或久违房室，思念欲动，皆可令心动神摇，心火亢盛，相火妄动，精室被扰不宁，遗泄乃作。诚如《济生方》中言："心有妄想，所欲不遂，心动则神劳，火动于中，火动则心肝气火不宁，在上则神魂不藏，在下则疏泄太过。"《类证治裁》亦云："心为君火，肝肾为相火，君火一动，相火随之，而梦遗矣。"本证型多见于学子读书过劳，功名心急，劳心太过，或思欲妄想不已，或阳盛情欲初动、君相火盛者。临床表现为梦中遗泄，阳事易兴，甚或早泄，次日头昏头晕，心悸健忘，精神不振，心中烦热，腰酸体倦无力，小便短赤灼热，舌红苔少，脉细数。证属君相火旺，心肾不交。治宜清君相，交心肾。方选黄连清心饮、三才封髓丹合安神定志丸加减，药用：黄连、生地黄、天冬、黄柏、灯芯草、酸枣仁、茯神、远志、莲子肉、麦冬、丹参、石菖蒲、龙齿等。

（2）祛湿浊，泄热毒

精室乃清宁之腑，机体功能正常则精室藏泄有度，若过嗜肥甘膏粱醇酒，烧烤香燥之品，或劳逸忧思过度，或素体脾虚气弱，或染秽浊热毒等皆可致湿热浊毒之邪内郁脏腑，势必窜动蕴扰精室而发为遗泄。《明医杂著》云："梦遗滑精……饮酒厚味，痰火湿热之人多有之。"《医学入门》亦谓："饮酒厚味，乃湿热内郁，故遗而滑也。"本证型多见于嗜食失节，或湿热邪壅盛之躯者，临床表现为遗泄频作，小溲赤涩或浑浊，心烦少寐，口苦发黏咽干，阴囊湿痒，茎中灼痛，大便黏滞不爽，舌质红，苔黄腻，脉濡数。治宜祛湿浊，泄热毒，方选抽薪饮、大分清饮合猪肚丸化裁。药用：黄芩、石斛、栀子、黄柏、枳壳、泽泻、甘草、萆薢、土茯苓、猪苓、车前子、白术、苦参、牡蛎、石菖蒲、赤芍等。

（3）化痰火，理气机

精液藏制归肾，疏泄属肝，两者一源，共居下焦，维系精室之闭藏溢泄，故遗精之症与情志密切相关。若羞愧苦闷自责，情绪压抑焦虑，或心理负担过重等皆可致肝之疏泄调达失职，气机郁滞不畅，郁久化火生痰阴伤，摇动下焦精室发为遗泄，正如《灵枢·本神》所述："思虑则伤神，神伤则恐惧，流淫而不止。恐惧不解则伤精，精伤骨酸痿软，精时自下。"本证型多见于性格内向，多思易虑，抑郁痰火内炽者。临床表现为遗精时作，胸闷脘胀，梦多寐差，头晕不宁，口苦痰多，小便灼热短赤不爽，少腹、会阴部作胀，舌质红，苔黄腻，脉滑数。证为痰火内蕴，气机郁滞。宜清热化痰，解郁疏肝之法。方选黄连温胆汤、宣志汤合宁志丸加减，药用：黄连、半夏、胆南星、陈皮、茯神、竹茹、甘草、连翘、石菖蒲、酸枣仁、远志、柴胡、当归、生姜、大枣等。

（4）化瘀阻，通精道

遗精病机复杂，涉及多个脏腑，脏腑功能旺盛，气血生化有源，则精室开合闭溢有度。凡脏腑功能失调皆可直接或间接致遗泄之疾，若机体气机郁滞，或病久络阻，或败精瘀血阻滞，"血气不和"等均可使气血逆乱，血气痹阻，精血瘀滞。"败积瘀腐"（《张氏医通》）蕴郁精室窍道，影响精室新精之化生与精窍开阖调节作用而发为遗泄。本证型多见于遗精日久或体壅脂盛精血瘀滞之人。临床表现为遗精日久，尿道涩痛，面色黯滞，腰背酸软，少腹、会阴及阴囊胀痛不适，舌质黯红，或有瘀斑，脉沉细涩。证属气血瘀阻，治宜遵叶天士"精瘀当先理其离宫腐浊"之法，使浊腐去，新精生，精血藏泄适宜。方选少腹逐瘀汤合失笑散化裁，药用：小茴香、干姜、玄胡、制乳没、当归、川芎、赤芍、蒲黄、五灵脂、生地、竹叶、木通、甘草。

（5）养心脾，益气血

精之闭藏虽主制心肾，然尚需脾气之统摄。若思虑过度，劳心伤神，营血暗耗，心神浮越，心动精室失于清净安宁，或饮食不节，积劳久病等伤及心脾，亦可致清阳下陷，气不摄精，精窍失于固摄而发为遗泄，正如《景岳全书》所谓："有因用心思虑过度辄遗者，此中气不足，心脾之虚陷也。"《证治要诀》亦云："有用心过度，心不摄肾，以致失精。"本证型多见于体虚脾弱，或劳心太过，功名心急而心血暗伤者。临床表现为遗精频作，劳则加重，甚则滑精，精液清稀，伴心悸健忘，夜寐梦多，食少便溏，少气懒言，面黄神疲，身倦乏力，舌质淡，苔薄白，脉虚无力。治当煦脾气，裕心血。方选用启阳娱心丸、七福饮合水陆二仙丹加减，药用：黄芪、熟地、当归、白术、甘草、酸枣仁、远志、茯神、山药、桔梗、菟丝子、金樱子、芡实、五味子、丹参、生姜、大枣、柏子仁等。

（6）滋肾阴，降虚火

精液化生于精室，其闭藏与排泄受五脏功能之调节，主司于肾脏。若素体虚弱，劳神阴伤，或恣情纵欲，滥服兴阳药石，或大病久病真阴煎灼等皆可致肾之阴精亏虚，虚火上炎内扰以致心神摇动，淫梦纷纭，精室失藏，应梦而遗，故有"火不动则肾不扰，阴不虚则精不遗"之说。本证型多见于体内物质消耗太过、阴虚火旺之躯者。临床表现为遗精频作，甚至滑精，精神萎靡，腰膝酸软，心烦咽干，眩晕耳鸣，健忘失眠，形瘦盗汗，五心烦热，易燥易怒，舌红少苔，脉细数。治宜"培其不足"之法，养阴精，潜虚火，"大补心肾，虚火自安"（《辨证录》）。方选引火两安汤、二至丸合加减济心丹化裁，药用：熟地黄、玄参、麦冬、丹皮、北沙参、黄连、肉桂、女贞子、墨旱莲、酸枣仁、莲子心、茯苓、丹参、五味子、山茱萸等。

（7）温肾阳，涩精室

"肾者，主蛰，封藏之本，精之处也"，职司精室闭藏施泄，开启窍道精关。若早婚房劳，手淫频繁，伤阴损阳或禀赋不足，素体亏虚或劳倦伤神，精血暗耗或久病大病，日渐归肾等皆可致肾之精气不足，气不摄精；或竭阴损阳，下元虚惫，命门火衰，精室失其闭藏固摄之职，关窍不固而遗精时作。正如《景岳全书》所云："有素禀不足，而精易滑者，此先天元气单薄也。"《证治要诀》亦谓："有色欲太过，而滑泄不禁者。"本证型多见于体虚久病、房劳太过至阳虚失约者。临床表现为久遗精滑，畏寒肢冷，阳痿早泄，气虚精冷，夜尿频多或尿少溲清，或余沥不尽，面色㿠白无华，舌质淡嫩，有齿痕，苔白滑，脉沉弱。证属下焦虚衰，治宜遵《景岳全书》"元阳不足，精气两虚者，当专培根本"之旨，温肾培元，补肾固精。方选斑龙丸合金锁固精丸加减，药用：芡实、莲须、沙苑子、菟丝子、枸杞、龙骨、牡蛎、熟地、杜仲、茯神、山茱萸、五味子、桑螵蛸、益智仁、肉桂等。

王老认为，遗精在临床上大多数治疗较易，但因其常与阳痿、早泄等病症相伴而发，因此有必要对其病因病机、治则治法加以系统研究。临证中，对于因虚致实或由实转虚，虚实夹杂的病例，常规收敛固涩往往不能见到明显疗效，在选方用药中适当加入通经活络化瘀之品，常可收获意外疗效。遗精初起，一般以实证多见，日久不愈，可逐渐转变为虚证。在病理演变过程中，还可出现虚实并见之证。阴虚者可兼火旺，肾虚者可兼有湿热痰火。精属阴液，故开始多以伤及肾阴为主，因精与气互生，阴与阳互根，病久往往表现为肾气虚弱，甚则导致肾阳衰惫。因此，遗精日久，可兼见早泄，或导致阳痿。遗精预后较佳，若调摄不当，或失治，也可致使久延不愈，甚至发展成虚劳。

3. 验案范例

（1）阳虚血瘀案

李某，男，30 岁，已婚。2003 年 9 月 12 日就诊。

偶发遗精 2 年有余。近 2 个月来遗精频作，逐渐加重，每星期 2～3 次，时有滑精现象。伴见神疲，腰酸痛，形寒肢冷，头晕耳鸣，目眩，失眠，记忆力减退等。面白无华，舌质紫暗有瘀斑，苔白，脉涩沉细紧。辨证属久病阳虚，元气不固，精失固摄。宜温阳固摄。处方：

人参 10g　熟地 15g　山药 15g　菟丝子 15g　枸杞 15g　枣皮 15g　制附片 12g　肉桂 3g　杜仲 10g　鹿角胶 10g　锁阳 10g　砂仁 10g　煅龙骨、煅牡蛎各 30g　芡实 30g　金樱子 20g　炙甘草 10g

7 剂，水煎服，每日 1 剂，日服 3 次。

二诊：服药后一周遗精 1 次，精神好转。上方续服 15 剂。

三诊：服用上方后，遗精止。以起痿丸继用 3 月巩固疗效。随访至今，遗精未再发。

按语：精为肾之阴精，遗精日久，必阴损及阳，阳虚温煦失职，精液清冷；阳虚则肾气不固，肾失封藏，封藏失职发为遗精。所以只要肾中阳气充足，阴精自然固护。

（2）肝郁血瘀案

孙某，男，31 岁。1996 年 3 月 20 日初诊。

患者近 2 年遗精严重，1 个月达十数行之多，曾经使用中药滋肾降火敛涩之剂及口服地黄丸等治疗，俱罔效。详询病史，得知患者有手淫史数年，婚后夫妇感情欠佳，泄精常为暗红色，且每在遗精后茎中刺痛不已，伴腰膝酸软隐痛。舌质偏红有紫气，两脉弦细欠利。辨为肝郁血瘀证。遂投血府逐瘀汤疏肝解郁，活血化瘀。处方：

当归10g　生地10g　桃仁10g　红花10g　枳壳10g　赤芍10g　柴胡10g　丹参30g　桔梗10g　川芎10g　牛膝15g

5剂，水煎服，每日1剂，日服3次。

二诊：服上方5剂后，觉茎中刺痛大减。

三诊：嘱续服上方15剂，竟获痊愈。

按语：遗精一证，医家多从心肾论治，辨证则注重以有梦、无梦论虚实。《临证指南医案》："其有梦者，责之相火之强，当清心肝之火，病可自已；无梦者，全属肾虚不固，又当专用补涩，以固其脱。"而此例患者病起于手淫陋习及情志抑郁，前者久之则致精败成浊内阻，情志抑郁则气机失畅而血行不利，致瘀血败精浊瘀内蕴下焦精室，加之欲念妄动，从而令精血俱下，茎中刺痛，诸症迭起。故投血府逐瘀汤，荡涤败精，活血除瘀，正符合《内经》"通因通用"之则。

（3）痰瘀交阻案

张某，男，28岁。1989年4月28日初诊。

患者诉体倦，头晕，嗜睡，胸闷脘胀，口苦痰多，遗精频作，性交时偶有阴茎勃起，但临起即衰，伴腰痛膝软，少腹部及阴部、睾丸刺痛，精液黏稠成团块状，不易液化。舌紫暗，两边有瘀点，脉弦滑。诊断为遗精病，证属痰瘀交阻。治宜化痰祛瘀通络。处方：

焦白术、陈皮各12g　茯苓24g　浙贝母、桃仁、红花、赤芍各9g　白芥子、当归各15g　丹参30g　川芎10g　石菖蒲、三七各6g

每日1剂，水煎服，每日3次。

二诊：服药10剂后，诸症减轻，唯觉腰痛膝软，少腹部及阴部、睾丸刺痛。守方续服。

三诊：守上方加三棱、莪术各9g，服10剂后，诸症消失。后继续服用起痿丸半年余，2年后随访未发。

按语：疾病迁延日久，痰气凝聚，痰瘀互结而致血行不畅，郁结中焦则胸闷脘胀；津聚不布则口苦痰多；痰瘀互结于下焦，气滞血阻则小腹部及阴部、睾丸刺痛；痰瘀交结，扰动精室，肾之开阖失司，致宗筋失养血行不畅，故遗精频作、阳痿；舌紫暗、两边有瘀点均系痰瘀互结之象。古人有"久病多瘀""怪病多痰"之说。方中以桃仁、红花、当归、丹参、三七养血活血，化瘀通络；白芥子去皮里膜外之痰；陈皮理气宽胸、气畅痰消；茯苓、焦白术益气健脾渗湿；浙贝母、石菖蒲化痰浊以开郁。诸味相伍，共奏化痰祛瘀通络之效。后以起痿丸固本培元善后。

（4）湿热瘀阻案

张某，男，42岁。1997年8月22日就诊。

遗精反复发作已达3年。患者体质壮实，声高洪亮，易汗出。诉每周遗精3～7次不等，精液黏稠色黄，烦躁多梦，口苦咽干，小便黄热，大便时有秘结，多混合痔，酒后及情志不畅时诸症加重。舌质暗红，舌下脉络青紫增粗，苔黄腻，脉弦滑。询其病史，知其嗜酒成癖，喜肥甘厚味。辨证属酒浆肥味过度，湿热内阻，瘀血蓄结，逼精外泄。拟清热利湿，散瘀活血治之，取龙胆泻肝汤化裁。处方：

龙胆草12g　栀子12g　黄芩15g　柴胡15g　当归10g　车前子10g　泽泻10g　生地10g　通草6g　甘草9g　三棱10g　红花10g　牡丹皮15g　生大黄6g

7剂，每日1剂，水煎服。

二诊：服药后，大便日行3次，遗精次数减少，舌苔减，脉仍弦劲。上方去黄芩、通草、大黄，加丹参30g、赤芍10g、生山楂30g、草决明 20g。

三诊：服药月余，诸症消失。

按语： 此例湿热瘀阻，与肝关系密切，遂拟龙胆泻肝汤清利湿热。方中龙胆草、栀子清肝泻火；柴胡疏肝解热；甘草降火解毒；泽泻、车前子、通草清热利湿，引湿热外出；当归、生地滋养阴血，使邪去而不伤正，寓泄中有补之意；大便干结，加用大黄；三棱、红花、丹皮等为活血化瘀之用。三诊方中加入丹参、赤芍、生山楂、草决明有清肝活血、疏肝导滞之功。

（5）心气不足，心肾不交案

史某，男，24岁，未婚。2013年5月5日初诊。

患者4年来经常梦遗，周期多则4～5天，少则2～3天。刻下症见：疲乏、气短，心悸不宁，夜寐欠安，梦多，遗精，腰膝酸软。舌红苔薄，脉细弦。证属心气不足，心肾不交。治以益气养心，交通心肾，予安神定志丸加减。处方：

太子参15g　石菖蒲10g　远志10g　茯苓10g　熟地12g　丹参30g　生龙骨30g　生牡蛎30g　酸枣仁15g　夜交藤30g　分心木10g　刺猬皮10g　覆盆子15g　芡实15g　金樱子15g　砂仁10g　炙甘草10g

7剂，水煎服，每日1剂。

2013年5月14日二诊：1周未遗精，夜寐欠安，舌红苔薄，脉细。前方增加酸枣仁至30g，加莲须10g、五味子10g。7剂，水煎服，每日1剂。

2013年5月21日三诊：前症悉减，舌红苔薄，脉弦细。前方加玉竹10g。7剂，水煎服，每日1剂。

随访1月余，月遗精2次，除偶感焦虑，余无明显不适。

按语：此例患者疲乏，气短，心悸不宁，夜寐欠安，梦多，遗精，中医辨证属心气不足，心肾不交，治以益气养心，交通心肾，予定志丸加减治疗。定志丸出自《太平惠民和剂局方》，由人参、石菖蒲、远志、茯苓四味药组成，临床常用以治疗近视和健忘。《医方集解》将本方归于手少阴药，有益气安神、宁心定志之效。首诊方改丸为汤，药物易人参为性平之太子参，既无人参之燥，又可补气生津；石菖蒲入心经，开心窍；熟地滋肾填精；丹参功同四物，养血定志；生龙骨、生牡蛎、酸枣仁、夜交藤重镇宁心安神；分心木、刺猬皮、芡实、金樱子、覆盆子固肾涩精；砂仁、炙甘草坐镇中州。二诊患者服上方7剂，1周未遗精，效不更方，加莲须、五味子，合金锁固精之意；加大酸枣仁用量以改善患者睡眠。三诊诸症悉减，随访一月，疗效显著。《济生方·白浊遗精论治》指出："心火上炎而不息，肾水散漫而不归。"王老治疗遗精注重交通心肾，心气不足者，用定志丸，取神安才可精固之意，常合金锁固精丸以补肾涩精；气阴不足者，用三才封髓丹加减以清心滋肾，交通心肾；阴虚火旺者，用知柏地黄丸加减以滋阴泄火；肝胆湿热扰心用龙胆泻肝汤加减以清热利湿止遗。临床上亦有用刺猬皮，以及大剂量刺蒺藜治疗遗精而获奇效的案例。

（6）桂枝加龙骨牡蛎汤治疗遗精案

王某，男，22岁。2009年11月15日就诊。

先天禀赋不足，后天未得调养，幼年即有潮热盗汗，19岁时骤患遗精，以致形瘦虚弱。连服滋阴涩精之剂，加"益肾""锁阳固精"诸丸剂，亦罔效。诊其面色苍白，肉消形脱，自汗畏风，舌质稍淡，苔薄白，其脉细数而虚。伴纳差，膝胫自冷，溲后时有精液滑出。辨为阴精走泄于下，阳气散失于上，肾病传脾，证属"虚劳"，乃元阳虚弱不固所致。治宜固护元阳，平衡阴阳。处方：

桂枝 10g　白芍 10g　炙甘草 6g　生姜 10g　大枣 10g　煅龙牡各 30g　黄芪 20g　白术 10g　浮小麦 30g

5 剂，水煎服，每日 1 剂。

二诊：服上方 5 剂后，诸症递减。守上方，去煅龙骨、牡蛎，续服二旬，脾运健旺，饮食大增，加服起痿丸。

三诊：守上方加太子参、茯苓、当归、麦冬调理一月，面色红润，肌肤润泽，体健神佳而愈。

按语：遗精后形肉大脱，是为脾败，而非阴亏，故服滋阴涩精药后并不能起效，反而损伤脾阳。脾气衰败，则谷减形消；阴损及阳，卫气不得固护，则肢冷自汗畏风；脾气不升，肾关不固，则见遗精。经云："精不足者，补之以味；形不足者，温之以气。"方用桂枝加龙骨牡蛎汤加黄芪、白术、浮小麦，调和营卫，平衡阴阳；尔后加太子参、茯苓、当归、麦冬加强健脾养血之力，调治而愈。

六、不育

1. 概述

不育症多因精液液化不良，精子质量差，房事功能低下而成。其病因诸多，如频繁手淫、烟酒无度、嗜食辛辣肥甘、体弱多病等。究其主要病机有阴虚火旺，或痰湿瘀滞，或肾虚湿热，肝脾受损，或命门火衰等。在长期的临床实践中，王老认为精液液化不良患者，与阴虚火旺有关；精子畸形，精子质量低下多为痰湿瘀滞、肾气亏虚所致。此不属统计分析，只是临床实践结果佐证。

2. 验案范例

（1）阴虚火旺（精液液化不良）案

李某，男，31 岁，武汉市人，企业职工。2009 年 11 月就诊。

患者结婚 4 年未育，去某医院检查，女方无恙，男方精液常规检查：精液量 2mL，pH6.8，精液 60 分钟不液化。诊断为精液液化不良。诉阳事易举或举阳不坚，或临局早泄；常有遗精，腰膝酸软，手足心热，头晕耳鸣，心悸目眩，口燥咽干。舌质红，苔薄少津，脉象细数。中医辨证为阴虚火旺，治宜滋阴降火，重在滋阴。处方：

知母 10g　黄柏 10g　生熟地各 10g　山药 10g　丹皮 10g　山茱萸 10g　茯苓 10g　泽泻 10g　制龟板 10g　生龙牡各 30g　玄参 10g　麦冬 10g　女贞子 20g　墨旱莲 20g　丹参 30g

日 1 剂，煎服 3 次。

二诊：服上方月余，手足心热、口燥咽干减，遗精 1 次，头晕耳鸣减轻。守上方，去知母、黄柏、生龙牡，加当归、白芍、制首乌、鹿角胶。嘱每周炖服蛤士蟆 2 次。

三诊：上方调治 3 月，诸症悉减，举阳较坚，无早泄。加服起痿丸，汤、丸合用。

四诊：又调治 3 月余，诉精液检查，液化已正常，女方已经怀孕。

按语：此例不育症为精液液化不良，其临床表现乃阴虚火旺所致。阴虚火旺是其主要病机。若肾阴亏虚，精血不足，精液量少，阴虚则阳亢，水不制火，相火妄动，扰动精室，煎熬精液，致精液黏稠，久不液化。阴虚为本，火旺是标，故其治则滋阴降火，标本兼治，且重在滋阴治本。方中知母、黄柏泻火；六味地黄、制龟板、生龙牡滋阴潜阳，而且重用二地滋肾养精；女贞子、墨旱莲助其滋阴；丹参养血活血。壮水制火，水升火降，肾阴足则相火平。此后减去知母、黄柏，加用当归、白芍、首乌、鹿角胶、蛤士蟆等滋养肝血、肾精之品，调理数月，精液检查，液化正常。尔后合起痿丸，汤、丸合用，功能恢复，女方受孕。

（2）痰湿瘀阻（精子质量差）案

陈某，男，32岁，鄂州市人，公司业务员。2005年3月就诊。

患者结婚5年未育，去当地做过精液常规检查，提示精子畸形增多，活动率45%，活动力35%，去多地医治未果，遂前来就诊。症见形体偏胖，嗜好烟酒，嗜食肥甘厚味，体困疲乏，胸中闷塞，脘痞纳呆，甚则呕恶痰涎，咽喉黏滞不舒，并见肢体困重，腰膝酸软，举阳不坚或痿软不起，阴茎根部胀痛，大便不爽。舌质暗，苔浊腻，脉象濡细。此乃肾气亏虚，痰湿瘀阻所致，属本虚标实之证。首拟祛痰化瘀，治其标实。处方：

苍术10g　茯苓10g　法夏10g　陈皮10g　苏子10g　浙贝10g　菖蒲10g　郁金10g　全瓜蒌10g　黄芩10g　柴胡10g　枳实10g　赤芍10g　当归10g　干姜10g　砂仁10g

日1剂，煎服3次。

二诊：服上方2周，胸中闷塞感减，胃口开，呕恶缓。守上方去瓜蒌、黄芩、枳实，加王不留行、川牛膝、炒蒲黄、五灵脂、乌药。

三诊：续服2周，阴茎根部胀痛减轻，肢体困重好转。处方调整为：

菟丝子　枸杞　车前子　五味子　覆盆子　杜仲　鹿角胶　当归　川芎　三七　砂仁　蜈蚣　炙甘草　焦山楂

四诊：上方调治2月余，纳食正常，肢体困乏缓解，房事功能恢复。改服起痿丸。

五诊：服起痿丸半年，精力充沛，房事功能正常，复查精液正常。2006年下半年得子。

按语：此例不育属于精子质量差，畸形过多，其临床表现为肾虚痰瘀，本虚标实之证，本在肾虚，标为邪实（痰湿瘀阻）。若肾阳不足不能温煦脾土，脾土不运，湿浊乃生，聚湿生痰，故而脘痞纳呆，甚则呕恶痰涎；脾为生痰之源，肺为储痰之器，脾的升降功能失职，湿浊上逆，阻遏其肺，肺失输布之责，故胸中闷塞，咽喉黏滞不舒；而湿性重浊，故肢体困重；阴茎根部胀痛，舌质暗，苔浊腻，脉濡细，均为痰湿瘀阻之征。治宜先祛其标邪，祛痰化瘀为主，方用二陈汤加苍术、苏子、浙贝、菖蒲、郁金等健脾燥湿化痰；柴胡、枳实、当归、赤芍、干姜、砂仁、焦山楂疏理气机，暖运脾土，助祛湿化痰祛瘀导滞；全瓜蒌、黄芩、法夏为辛开苦降，开痰散结之使。诸药配合，使其痰湿祛，痰滞化，脾土暖，运化健，达到湿去痰化之目的。然精子生存质量尚需赖肾阳的温煦，肾气的充实，肾精的滋养而共奏其功，故尔后加用益肾固精、通瘀活血之方药，并合起痿丸调治，温阳补肾，填精养血，以治其本。

（3）湿热下注（精液中脓白细胞，成活率低）案

胡某，男，29岁，孝感市人，村民。2006年9月就诊。

患者结婚3年未育，先后在当地和武汉等医院检查，提示精液液化不良，精液中脓白细胞增多，精子成活率低。就诊时，自诉婚前频繁手淫，并遗精，腰膝酸软，嗳气纳差，两胁隐胀，小便短赤涩热，甚则滴白，尿无力尿分叉，阴囊潮湿，会阴部胀痛；婚后举阳不坚，或临房早泄。舌质暗红，苔黄腻，脉象细滑。此乃湿热下注，肾虚肝郁，本虚标实之证。首拟清热利湿为主。处方：

芙蓉花20g　连翘10g　贯众10g　黄柏10g　栀子10g　土茯苓30g　薏苡仁30g　车前子20g　怀牛膝15g　橘核10g　乌药10g　川楝子10g　滑石20g　甘草6g

日1剂，煎服3次。

二诊：服药半月，小便短赤热涩好转，会阴部胀痛减轻。守上方，去黄柏、栀子、连翘，加生地、竹叶、王不留行、赤芍。

三诊：续服半月，小便利，灼热减，未有遗精。拟益肾健脾，疏肝解郁法治疗。处方：

菟丝子10g　枸杞10g　五味子10g　车前子10g　覆盆子10g　巴戟天10g　杜仲10g　柴胡10g　枳壳10g　赤芍10g　丹参30g　茯苓10g　炒白术10g　陈皮10g　砂仁6g　鸡内金10g

四诊：上方调治2月余，嗳气、胁胀减，纳谷增加，精神渐复，房事渐复。改服起痿丸、六味地黄丸。

五诊：丸药治疗半月，诸症悉平，复查精液常规正常，告知女方已孕。

按语： 此例不育症患者，精液中脓白细胞增多，精子成活率低，多与前列腺炎有关。前列腺炎患者的临床症状常见尿分叉、尿不尽、尿无力，甚则短、黄、灼热；阴囊潮湿，会阴部胀痛等湿热下注之症。湿热下注，阻遏下焦，扰动精室，耗伤阴液，阴精被灼，精子受损；同时频繁手淫，遗精频作，精血不足，则腰膝酸软，肾气亏虚，肾虚肝郁，肝失疏泄，则嗳气不舒，两胁隐胀。故其治疗当清利湿热，理气活血为先。方中芙蓉花、连翘、贯众、黄柏、栀子、土茯苓、滑石、车前子等清利下焦湿热；王不留行、赤芍、橘核、乌药、川楝子等理气活血止痛；甘草调和诸药。待热清湿退，再治其本，拟补肾益精、疏肝健脾之品调治，尔后改用起痿丸、六味地黄丸善后，加强补肾填精固本而收效。

（4）命门火衰案

杨某，男，35岁，加籍华人，科技人员。2010年2月就诊。

患者结婚3年未育，平素专攻学习，常废寝忘食，性欲低下，或举阳不起。就诊时见面色无华，表情淡漠，精神疲乏。诉纳食不香，睡不安眠，头晕耳鸣，腰膝酸冷，手足冷并早泄、滑精。舌质红，苔薄白，脉沉细而弱。辨证为命门火衰，精血亏虚。治宜温肾壮阳，健脾养血。处方：

制附片 10g　肉桂 3g　淫羊藿 10g　巴戟天 10g　肉苁蓉 10g　韭菜子 10g　熟地 10g　山茱萸 10g　鹿角胶 10g　人参 10g　炒白术 10g　茯苓 10g　陈皮 10g　砂仁 6g　炙甘草 6g

日 1 剂，煎服 3 次。

二诊：服上方月余，腰膝酸冷减轻，纳食渐香，精神好转。守上方，去制附片、砂仁，加菟丝子、枸杞、龟胶。

三诊：服用 3 月余，诉纳可，精力可，举阳能起。守上方去肉桂、韭子，加黄芪、当归、丹参、三七。

四诊：续进 3 月，心宁寐安，2012 年春节回国，已生育一女。

按语： 此例不育系命门火衰，精血亏虚所致。方拟温肾壮阳，健脾养血之法，使肾阳振奋，脾土健运，补肾阳之根，增后天之本。继而加用熟地、枣皮、龟胶等补肾益精，助其元阳。尔后增补黄芪、当归、丹参、三七等益气养血活血，求得肾气充，精血足，终以起痿丸巩固善后。全方使肾阳壮，肾精足，脾土旺，血脉活，宗筋强，痿愈而育。

内科杂病治验

一、失眠

1. 概述

失眠即"不寐"。不寐的病因有"外感"和"内伤"，外感不寐多属"实证"，内伤不寐多属"虚证"。诸如"情志抑郁""心脾两虚""心肾不交""胃气不和"等。

不寐的治疗应注意调整脏腑气血阴阳，在辨证论治的基础上重在养心安神。神安则寐，神不安则不寐。王老在实践中总结出治疗失眠验方，效验颇丰。

2. 验方——养心安神基本方

茯苓　茯神　远志　麦冬　五味子　丹参　炒枣仁　龙齿　浮小麦　合欢花　夜交藤　灵芝　刺五加　柏子仁　当归　枸杞子　太子参

方中重用茯苓意在健脾生血，资生化源，心血得养，神有所主，神安则寐也。

3. 验案范例

（1）肝郁化热案

陈某，男，23岁，武汉市人，社会青年。2015年3月就诊。

患者因学业不遂，成绩不好，常受老师批评、家长训斥。近年来夜难睡眠或多梦易惊，胸胁不舒，心烦口苦，纳差乏味，大便不爽，小便短黄。脉滑数，舌红苔黄腻。辨证为肝郁化热。首拟疏肝解郁，清泻肝火法。处方：

牡丹皮10g　栀子10g　柴胡10g　当归10g　白芍10g　枳壳12g　郁金15g　薄荷6g　茯苓10g　白术10g　炙甘草6g　陈皮10g

7剂，日1剂，煎服3次。

二诊：服上方 7 剂，心烦口苦减轻，仍有胸胁不舒，睡不安眠。改用"基本方"加柴胡、枳壳、赤白芍、郁金、川芎续服。

三诊：诉睡眠较安，胸胁不舒减轻，精神尚可，纳增。守上方续服。

四诊：诉能入睡 6 小时左右，情绪安稳，纳可，二便调。在上方基础上，研制丸药一料巩固善后。随访一年无恙。

按语：此例失眠为肝郁化热所致。肝气久郁，郁而化热，魂不守舍，不能入睡，或多梦易惊；肝主疏泄，喜条达，疏泄失常则胸胁不舒；郁久化热则心烦口苦；舌红苔黄、脉滑数均为肝郁化热之象。故首拟丹栀逍遥散疏肝解郁，清肝泻火，使郁解火清，肝气条达顺畅。而后再合用养心安神"基本方"，失眠告愈，可谓肝宁则平。

（2）心肾不交，肾阴亏虚案

李某，男，35 岁，襄阳市人，企业职工。2015 年 5 月就诊。

患者诉失眠已 3 个月，头晕耳鸣，心烦躁热，盗汗遗精，腰膝酸软，咽干神疲。舌红苔薄，脉细数。在当地医治罔效，慕名求治。辨证为心肾不交，肾阴亏虚。治宜交通心肾，滋养肾阴。

处方："基本方"加熟地、山药、丹皮、枣皮、黄连、肉桂、煅龙牡。

二诊：服上方 7 剂，遗精、盗汗减少，能入睡。守上方去黄连、肉桂，加芡实、金樱子续服。

三诊：诉睡眠可，遗精止，腰膝酸软好转。仍拟"基本方"加熟地、山药、枣皮、女贞子、旱莲草巩固调治。

按语：盖心主火，肾主水，水火相济，心肾交通，阴阳平衡。若水火不济，心肾不交，平衡失调则会出现心烦不寐，盗汗遗精，咽干燥热等症；而头晕耳鸣，腰膝酸软，舌红苔薄、脉象细数均为肾阴亏虚之征。故拟"基本方"加育阴清热、交通心肾之法，使其心肾交通，水火相济，平衡得调，肾阴得养，精亏得补，失眠乃愈。

（3）心脾两虚案

姚某，女，34岁，仙桃市人，中学老师。2014年9月就诊。

患者诉产后失血过多，不能入睡，多梦易醒，心悸神疲，口淡乏味，或食后腹胀。面色萎黄，舌质淡，苔薄白，脉细缓。此乃心脾两虚之证，当补养心脾。

处方："基本方"加太子参、炒白术、炙甘草、陈皮、广木香、砂仁、生姜、大枣、桂圆肉（龙眼肉）。

二诊：服上方7剂，纳谷增，心悸平，睡眠较安。守上方续服。

三诊：再服7剂，睡安神可，纳可，便调。拟归脾汤合养心安神"基本方"研制成丸药，巩固调理善后。

按语： 此例患者因产后失血，导致气血不足，血虚无以养心，心虚则心神不宁，故难以入睡，或多梦易醒；血虚则面色无华，心悸神疲；脾气虚，健运失职，则纳少乏味，或食后腹胀。气血生化无源，无以奉养心血，影响心神，而致失眠，故拟"基本方"加人参、黄芪补养心脾之气；白术、陈皮、广木香健脾畅中；当归、桂圆肉、大枣等养心脾之血；茯苓、茯神、远志、麦冬、枣仁等养心安神，诸药合用共奏补养心脾之功。

二、便秘

便秘证有虚实之分，即"实秘"或"虚秘"，临床时务必详辨病因，切勿滥用通下之品。

验案范例

（1）腑实便秘案

魏某，男，46岁，武汉市人，机关干部。2013年6月就诊。

患者平素嗜糯食油荤，诉一月前，因早餐食糯米包油条三卷，并喝冰冻豆浆一碗，晚餐又吃了冷猪头卤制品，次日觉胃脘不适，但未在意。数日后口苦呕恶，胃脘处撑胀似堵，大便不通，小便黄。舌质红，苔黄，脉滑数。此乃"实秘"之证，遂拟辛开苦降，通腑导滞法。处方：

全瓜蒌 30g　法夏 10g　黄芩 10g　杏仁 10g　大黄 10g　枳实 12g　焦山楂 15g　陈皮 6g

3 剂，日 1 剂，煎服 3 次。

二诊：服上方 3 剂，大便通，口苦减，脘痞解，诸恙悉平。

按语： 患者因饮食不节，过食油腻，致脾胃功能受损，运化失常。胃脘痞结不通，肠道积滞不化，故发此证。积食化热则口苦溲黄；苔黄、脉滑数均为"实秘"之证。方中拟用瓜蒌、法夏、黄芩、枳实、大黄辛开苦降，通便泻结；杏仁宣通肺气；焦山楂化积导滞，药证合拍而奏效。

（2）血虚便秘案

陈某，女，70 岁，钟祥市人，村妇。2012 年 10 月就诊。

患者 10 年前，因便秘在当地医治，服用大黄等通便缓解，此后常用此药，大便越泻越结，以致十余日难解，苦不堪言。诉头晕心悸，神疲乏力，面黄体瘦，语声无力。舌质淡，苔薄白，脉沉细弱。辨为"虚秘"，血虚便秘之证。处方：

生熟地各 15g　当归 30g　赤芍 30g　制首乌 15g　桑椹子 20g　桃仁 10g　玄参 12g　陈皮 10g　瓜蒌仁 15g　火麻仁 10g　草决明 20g

5 剂，日 1 剂，煎服 3 次。

二诊：服上方 5 剂，大便已通较舒畅。守方去桃仁，加楂曲、炒二芽、太子参。

三诊： 再服 5 剂，大便调，纳食增，睡眠安，精神好转。拟益气健脾巩固善后。

按语： 患者面黄体瘦，头晕心悸，神疲乏力，乃血虚之证。血虚便秘不能滥用峻下之药。方用二地、当归、赤芍、桑椹子、首乌、桃仁等，养血活血，润肠通便；枳实、玄参、火麻仁、草决明加强行气润肠通便之力，俾使血得养，肠得润，气得行，秘得解。

（3）气虚便秘案

刘某，男，76 岁，武汉市人，退休职工。2011 年 11 月就诊。

患者便秘年余，常用开塞露，排便亦不畅，努挣乏力，甚则汗出，便后疲乏难支，少气懒言，腰酸肢软。舌淡苔薄白，脉沉细而弱。辨为气虚便秘。治宜益气健脾补肾法。处方：

白术 30g　黄芪 30g　党参 10g　熟地 12g　当归 10g　制首乌 20g　肉苁蓉 20g　枳实 12g　核桃仁 10g　火麻仁 10g　陈皮 12g

7 剂，日 1 剂，煎服 3 次。

二诊： 服上方 7 剂，大便时努挣缓解。守方加桃仁、玄参续服。

三诊： 再服 7 剂，大便已调畅，不需加用开塞露，诸症悉平。

按语： 脾为气之本，肾为气之根，故拟用益气健脾补肾之法，且重用白术健运脾气；肉苁蓉、核桃仁、枸杞补益肾气，使脾气实、肾气足，气虚便秘焉能不解？

三、盗汗

1.概述

盗汗的特点是睡时汗出，醒后汗止，即人在熟睡之时汗出，醒来之后汗止。盗汗多为"虚热"之证，临证时需辨其偏向。其病机有"阴虚火旺""心血亏虚"等。

王老在几十年的临床中，诊治盗汗患者甚多，积累了一定的经验，并总结了以调护阴阳、养阴敛汗为主的盗汗基本方。

2. 验方——调护阴阳、养阴敛汗基本方

煅龙牡　糯稻根　制龟甲　五味子　乌梅　浮小麦　白芍　麦冬　百合　熟地

3. 验案范例

（1）阴虚内热案

张某，男，58岁，武汉市人，大学老师。2014年11月就诊。

患者10年前患有肺结核，在某医院诊治，抗结核治疗年余，复查肺CT病灶消失。数月前因外出感冒发热一次，出现盗汗未行医治，逐渐加重，经常汗湿衣被；手足心热，咽干舌燥，便干尿黄，纳少神疲。舌质暗红，苔薄少津，脉细数。辨为阴虚内热证，治宜滋阴清热，固摄止汗。

处方："基本方"加生地、玄参、知母、黄柏。

二诊：服上方7剂，盗汗明显减轻，手足心热缓解，咽干舌燥好转，二便调。守上方，去知母、黄柏，加当归、炒二芽。

三诊：再进7剂，盗汗愈，纳食增，精力复。拟六味地黄汤加黄芪、太子参、当归、白芍、枸杞善后。

按语：此例为肺痨日久戕伤肺阴，阴亏血耗，复感外邪，卫外失固，虚火内生，迫液外泄，故入寐盗汗；汗为心之液，心肾不交，相火妄动，阴津被扰，故见手足心热，咽干舌燥。方用"基本方"加生地、玄参养阴清热；知母、黄柏以泄相火而坚阴。全方合用，共奏养阴清热、固摄敛汗之功。

（2）心血亏虚案

赵某，女，45岁，鄂州市人，村妇。2014年3月就诊。

患者诉"盗汗"年余，甚则汗湿衣被。面色无华，神疲乏力，头晕心悸，月经过多。脉象沉细，舌淡苔薄。此为"心血亏虚"之盗汗，治宜补益心血。

处方："基本方"加太子参、炒白术、当归、枸杞。

二诊：服上方7剂，盗汗有减，仍感乏力。守上方去制龟甲、乌梅，加黄芪、桂圆肉、大枣、陈皮。

三诊：盗汗止，纳食增，心悸乏力好转。拟八珍汤加女贞子、旱莲草、制首乌、菟丝子巩固调养。

按语：此例盗汗因月经过多而失血，加之操劳致心血耗伤，血不养心所致。心血亏虚则面色无华、神疲乏力；脉弱、舌淡均为血虚之证。首诊拟"基本方"敛阴止汗，加太子参、炒白术、当归健脾养血以资化源。二诊再加黄芪、元肉、大枣等补益气血，故诸症悉平。

四、高脂血症

1. 概述

高脂血症，中医无此病名，患者临床表现有喜食肥甘、嗜好烟酒、不爱运动、形体偏胖等特点。气虚、阴虚、湿热、瘀血等均可造成高脂血症的发生。饮食内伤、代谢失常是其主要因素。王老认为此病重在痰、湿、瘀滞，肝、脾、肾脏腑功能失调，并在长期的临床中，反复实践，不断总结，创制出"降脂验方"，具有独特效果。

2. 验方——降脂丸

（1）药物组成

苍术　茯苓　法夏　陈皮　菖蒲　郁金　胆南星　当归　赤芍　川芎　丹参　桃仁　红花　三棱　莪术　生山楂　草决明　菟丝子　制首乌　女贞子　绞股蓝　红曲　黄芪　泽泻　薏苡仁

（2）用法

浓缩丸，温水吞服，日服 3 次，每次 6g。

（3）功效

祛痰湿，化瘀滞，调理肝脾肾。

3.验案范例

（1）痰湿瘀滞案

孙某，男，48 岁，武汉市人，企业干部。2012 年 9 月就诊。

患者诉血脂高，用他汀类药物治疗 3 月余，肝功能检查出现异常，谷丙、谷草转氨酶升高，慕名前来就诊。症见形体偏胖，咽喉有痰黏滞不舒，纳可，大便不畅，小便偏黄。脉弦滑，舌质暗，苔黄腻，唇紫暗。血脂检查：总胆固醇 8.6 mmol/L、甘油三酯 5.1 mmol/L、低密度脂蛋白胆固醇 4.2 mmol/L。此为痰湿瘀滞所致，首拟清热利湿，祛痰化瘀法。处方：

败酱草 30g　连翘 15g　板蓝根 30g　垂盆草 30g　车前草 20g　泽泻 10g　白茅根 30g　当归 10g　赤芍 10g　枳壳 12g　柴胡 20g　丹参 30g　白术 10g　茯苓 20g　陈皮 12g

7 剂，日 1 剂，煎服 3 次。并嘱调控饮食，适当运动。

二诊：服上方，大便畅，小便常，舌苔黄腻减轻。守上方续服，配服降脂丸。

三诊：服上方 2 月余，咽喉痰黏减轻，纳可，二便可。复查肝功能：谷丙、谷草转氨酶正常；总胆固醇降至 6.5 mmol/L、甘油三酯 3.2 mmol/L、低密度脂蛋白胆固醇 3.4 mmol/L。续服降脂丸。

四诊：共服降脂丸 2 料，半年余体重减少 2.1kg，复查肝功能、血脂均在正常范围，病获痊愈。

（2）痰湿瘀滞案

张某，男，50岁，武汉市人，城管员。2012年10月就诊。

患者有高血压病史，形体肥胖。诉肢体重着，嗜睡，疲乏困倦，头昏闷，食欲减退，大便不爽，小便频，尿不尽，尿无力。脉象弦数，舌体胖、质暗，苔浊腻，舌下紫暗。血脂检查：总胆固醇11.3 mmol/L、甘油三酯5.1 mmol/L。证为痰湿瘀滞。首拟祛湿浊，化痰滞。处方：

杏仁10g　竹叶10g　法夏10g　瓜蒌仁15g　蔻仁10g　厚朴10g
薏苡仁30g　滑石20g　车前子15g　天麻12g　白术15g　茯苓30g
陈皮6g

7剂，日1剂，煎服3次。嘱调控饮食，适度运动。

二诊：服上方后，头昏闷重减轻，嗜睡好转，大便调畅。守上方，去瓜蒌仁，加藿香、浙贝，合用降脂丸。

三诊：服药2周，不嗜睡，头昏闷减，纳食增，二便已调。拟降脂丸。

四诊：服用丸药2料，复查血脂：总胆固醇降至6.1 mmol/L、甘油三酯降至3.4 mmol/L，病已获效，续服降脂丸。

五诊：2013年6月复诊，诉无他恙，复查血脂均降至正常范围。

（3）脾肾两虚，精关不固案

胡某，男，18岁，仙桃市人，学生。2009年11月就诊。

患者就诊前，在当地医院诊断为肾病综合征，予泼尼松治疗。因血脂居高不下，慕名而来就诊。症见面肢浮肿，面色无华，腰酸膝软，神疲乏力，小便泡沫多。脉象沉细，舌淡苔薄白。尿常规：蛋白（+++），生化检查：白蛋白32g/L，总胆固醇9.6 mmol/L，甘油三酯3.8 mmol/L，低密度脂蛋白胆固醇4.1 mmol/L。中医辨证为脾肾两虚，精关不固。方拟益气健脾，滋阴补肾。处方：

　　黄芪 30g　太子参 20g　茯苓 30g　山药 20g　当归 10g　丹参 30g
菟丝子 15g　枸杞 20g　淫羊藿 12g　巴戟天 10g　仙茅 12g　制首乌
15g　女贞子 20g　芡实 30g　山茱萸 15g

　　15 剂，日 1 剂，煎服 3 次，合降脂丸、肾复康片。

　　二诊：服上方月余，神疲乏力减轻，小便泡沫减少。尿常规检查蛋白（++）。守上方，合降脂丸、肾复康片续服。

　　三诊：汤、丸合用调治半年，诉诸恙悉平，精神可。尿检：蛋白（±），生化检查：血白蛋白升至 46g/L，血脂正常。拟肾复康巩固善后。

　　按语： 高脂血症的发生与多种因素有关，王老认为重点在痰、湿、瘀，及肝脾肾脏腑功能失调，代谢失常。降脂丸方中，苍术、茯苓、法夏、陈皮、菖蒲、郁金、胆南星等除湿健脾祛痰；当归、赤芍、川芎、丹参、桃仁、红花、三棱、莪术、生山楂、草决明活血化瘀，行积导滞；菟丝子、制首乌、女贞子、黄芪、红曲、泽泻、薏苡仁益气补肾，利湿祛脂。全方共奏祛痰湿、化瘀滞、调理肝脾肾、促进脂质代谢之功。

医论选粹

一、李丹初治慢性肾病经验简介

李丹初出身于中医世家，幼承家技，酷嗜岐黄，勤于临床，行医六十余载。李老临床经验丰富，精于内科，尤其擅长医治肾病，名闻遐迩，被誉为中医肾病专家。李老治慢性肾病十分注重全身证候，以分清虚实，既突出脾肾之本，又兼顾其标，这一学术思想和相应的立法施治，对诊疗和研究肾病具有重要的学术价值，特整理如下，供同道参考。

1. 治脾肾为主，兼顾其标

慢性肾炎大抵属于中医水肿病的范畴。水肿是慢性肾病的主要临床表现，治疗肾炎首先是治水。李老认为，肾病水肿的原因与外邪内侵、禀赋不足有关。因此，他在临床上遵守急则治标，缓则治本，或标本兼施的治疗原则。所谓治标，即重在祛邪，如在急性期多用疏风解表、宣肺利湿或解毒行水之法，以达邪外出，这样就能防止外邪内陷。与此同时，还须佐以照顾脾肾之药。对慢性肾炎的治疗，李老十分注重培补脾肾，以治其本。盖脾主升清和运化，肾主水和蛰藏。脾虚则清气不升，肾虚则关门不固。只有脾气健运，肾阳振奋，津液才得输布，浮肿尿少、腹满诸症才能随之而平。《景岳全书》肿胀篇中云："消伐所以逐邪，逐邪而暂愈者，愈出勉强……岂有假愈而果愈者哉？"李老推崇景岳治水肿的学术思想，认为清下只是侥目前之幸，崇脾肾才是治本之图。临床选健脾药常以党参、白术配枳壳、陈皮，有补有行，补而不滞；用补肾药习以桑椹、枸杞、何首乌、补骨脂、巴戟天、菟丝子配泽泻、车前草、茯苓皮，有补有利，相反相成。若施治不允当，病延日久，必然累及他脏，酿成脾虚血少不能养心，肾亏精耗不能涵木，脾肾两虚，心肺失调等病证，此时则又须辅以平肝、宁心或补肺之品。若浊气上逆，郁滞咽喉，则佐以元参、板蓝根、连翘、黄芩之类，以解毒利咽；若热毒内盛，又当急予蒲公英、地丁、栀子、地肤子、忍冬藤之属清凉解之，以治其标。所谓"暴病多实，久病多虚"，多实不是皆实，多虚不是均虚，常有虚中夹实之候，所以在治疗标证时，要留心其虚候；在治疗虚证时，要考虑其实邪。治肾病虽以脾肾为本，但兼证不可不顾及，更不可泥于肾病只治肾，否则难以奏功。此乃水肿之病又非独调理脾肾之理也。

2. 温阳护阴，燮理阴阳

温阳化气是治疗慢性肾炎的重要法则。阳衰则气不化，浊阴上泛，水湿潴留；阳气充沛则气化，水津四布，浊阴得降，水湿遂利。由于肾病日久，易出现阳气受损，阴液耗伤的阴阳两亏证候，因此，李老主张以温阳护阴的治法，燮理阴阳；取温阳之法时要慎用辛燥之品，若滥用辛燥，难于中病，又戕阴液，致使病情复杂。同时强调，辨证要准，只有舌体胖有齿印、舌质淡、苔白腻、脉沉细者，方可采用温阳化气治之。选温阳药时要慎用附子、肉桂之类，应本着阴中寓阳、阳中寓阴的原则，选用巴戟天、肉苁蓉、补骨脂、菟丝子之类；用养阴护阴药时，不能选腻滞之类，习用桑椹、枸杞、首乌、女贞、白芍、玉竹等。李老曾治一慢性肾炎尿毒症患者，浮肿明显，呕吐频作，小便癃闭，涓滴不下。投温阳利水、育阴和胃之剂，病情稳定逐渐向愈。不料家属为求速效，另延医猛施温燥之剂，终使阳伤阴竭，病情恶化，功亏一篑。

3. 滋阴凉血，通利导热

血尿是肾炎的重要证候之一。少数肾炎患者，浮肿并不明显，而以持续性血尿为临床特征，治疗颇为棘手。肾炎的血尿，患者尿无所苦，只伴轻度浮肿、腰酸肢软等症。治疗切忌见血止血，否则，愈止愈瘀，血愈外流，造成恶性循环。自当益阴固其本，通利顺其性，忌用温燥伤阴、苦寒耗液之品。李老临床喜用首乌、桑椹，因"何首乌能养血益肝，固精益肾……为滋补良药，不寒不燥，功在地黄、天门冬诸药之上"（《本草纲目》），"桑椹子益肾脏而固精"（《滇南本草》）。并用女贞子、旱莲草，凉而不寒，滋而不腻，于阴虚血热之证，用之最为合拍。阴虚生内热，或肾亏相火旺者，又当用知母、生地、黄柏、栀子，折其火热之势。通利则用车前草、茅根、泽泻等，利而不伤正。李老善用生地榆，认为其性寒味苦，善清下焦血分之热，不独便血用之，治疗肾炎血尿亦有奇功，不过在用法上略有不同，前者以地榆炭为宜，后者以生地榆为妙。

4.益气养血，适时化瘀

慢性肾炎病程日久，阴阳俱伤。气血两亏者，多见肾功能受损，血浆蛋白低，症见面色㿠白无华，心慌，疲惫乏力，肢体浮肿或口干烦躁，或月经停闭，唇舌色淡，舌边有齿痕，脉细无力等，皆为气血两亏之证，非益气养血难以奏效。临证时，李老屡用黄芪、白术、党参、茯苓、当归、白芍、熟地、枳壳等味。方中的黄芪量重，并加用紫河车研末吞之。盖紫河系血肉有情之品，性味甘温，入肾经，益气养血，建功最著，此方意为母子散，源于先天，禀父母精气而成，诚如《本经逢原》所谓："紫河车禀受精血结孕之余液，得母子气血居多，故能峻补营血。"故此类患者服之有效。若肾萎缩或梗塞者，李老认为与气血之亏虚、运行受阻有关，除重用上述益气养血方外，并佐以丹参、益母草、赤芍、川芎等活血化瘀之品，益气生血活血，以增强化瘀之力，亦属气行则血行之理。

（原载于《湖北中医杂志》1989 年第 4 期　王柏枝）

二、李丹初肾虚证治验案

我院著名老中医李丹初，行医六十余载，悉心研究肾虚病证，积累了丰富的临床经验。现将我们跟师侍诊中有关肾虚证治的验案五则，加以整理，以供参考。

1. 浮肿案

代某，女，32 岁。患慢性肾炎 5 年余。1986 年 8 月 23 日初诊。

全身浮肿，按之没指，面色㿠白，精神倦怠，胃纳不香，月经停闭，溲短便溏。舌淡苔白，边有齿痕，脉象细弱。化验检查：尿蛋白（+++），尿中红细胞少许；血浆总蛋白 78.5mg%。李老认为此乃肾虚精漏，气虚血耗。宜温肾培元，补养精血。药用自制肾复康丸为主（主要成分为紫河车、红参、冬虫夏草、菟丝子、枸杞、首乌、黄芪、丹参等），每次 6g，日服 3 次。配服汤药：

菟丝子 15g　巴戟肉 15g　仙茅 12g　肉苁蓉 15g　地肤子 12g　当归 10g　白芍 12g　白术 12g　黄芪 30g　茯苓皮 30g　泽泻 15g　苡仁 12g

水煎服，每日 1 剂。

以上方丸、汤出入至 1986 年 12 月，浮肿消失，面色有华，月经复潮。复查尿常规：蛋白极少。血浆总蛋白、白蛋白、球蛋白均在正常范围，非蛋白氮 37.6 毫克 %。随访 2 年未见复发，身健如常。

2. 泄泻案

熊某，男，58 岁。每日晨起即肠鸣溏泻，一日 2～3 次不等，已有

10 余年。时觉腹部隐痛，恶寒喜暖，夜睡时腰腹部需要裹被贴身。虽经多方医治，反复罔效。1986 年 12 月 23 日初诊。

面色无华，体瘦神疲，腰膝酸软，舌淡苔腻，脉沉细弱。究其证脉，李老认为此为肾脾阳虚，肾阳亏虚为显。治拟温肾扶脾。药用：

制附片 25g　破故纸 15g　菟丝子 20g　山药 20g　干姜 15g　白术 20g　苡仁 30g　茯苓 15g　枳壳 12g　炙甘草 10g　葛根 12g

连服 8 剂，腰腹部冷感减轻，肠鸣好转，晨便质软，一日 2 次。守上方续服。半月后复诊，神清体健，纳谷增加，大便正常。随访半年无恙。

3. 喘促案

许某，男，42 岁。素有喘咳史，近 2 年来咳喘频作，经久不愈。1987 年 10 月 15 日初诊。

呼吸困难，喘促气短，动辄喘甚，神疲，腰酸肢冷，吐痰清稀，夜尿 3～4 次，脉沉细弱，舌淡红苔薄腻。李老认为此患者反复喘促，必然戕伤肺气，迁延日久，势必肺虚及肾，而致肺肾两虚。宜肺肾双补，汤丸并用。药用自制补肾平喘丸（冬虫夏草 10g，紫河车 30g，炙蛤蚧 2 对，红参 10g，焙干研成细末，置于胶囊），每次服 3g，日服 3 次。配服汤药：

黄芪 20g　党参 15g　茯苓 15g　化橘红 12g　炒苏子 12g　紫菀 10g　五味子 8g　破故纸 12g　淫羊藿 12g　胡桃肉 30g　山萸肉 12g

服上方半月，喘促减半，庭内散步，呼吸平和，精神尚可。于上方加百部 12g，继服丸汤半月，病情缓解。后用补肾平喘丸善后，随访 1 年未发。

4. 眩晕案

胡某，男，31 岁。眩晕年余，1987 年 3 月 4 日初诊。

头昏晕痛，寐少梦多，精神萎靡，腰酸肢软，间或滑精，时有咽干口苦呕恶、耳鸣等症。面色萎黄无华，形体消瘦，手足心热，脉象沉细稍数，舌嫩红少苔。进一步详询病史，始知患者年青时沾染手淫恶习，遗精滑泄严重。脉证合参，属精血不足，肾阴亏损所致。方拟：

生熟地各 15g　山药 20g　枣皮 15g　首乌 20g　桑椹 20g　女贞 15g　丹参 15g　炒枣仁 12g　生龙牡各 30g　菊花 12g　怀牛膝 12g　磁石 30g

服药 7 剂，睡眠好转，眩晕减轻。依上方加白芍 12g、制龟板 30g、紫河车 30g。服 10 剂后，诸症大减，眩晕止，乃去牛膝、龙牡，加当归 10g、太子参 20g、珍珠母 30g、沙苑子 12g、枸杞 20g，蜜糖等量收膏以服，巩固疗效，随访半年未发。

5. 便秘案

张某，男，61 岁。自述近 6 年来，大便干结难解，硬如羊屎，每 5 ～ 7 日一行，每次需半小时以上，苦不堪言。曾按气虚、气滞，用番泻叶、生大黄等泡水服，均罔效，便秘日益加重。1987 年 10 月 8 日初诊。

面容瘦削，皮肤干燥，纳谷一般，腹软无痛感，觉腰膝酸软，神疲乏力，睡不安眠，时有手足心热，脉沉细弱，舌红苔薄。李老认为患者年逾六十，肾气已虚，病程较久，证属肾阴不足。宜滋肾养阴，生津润肠。药用：

生地 30g　桑椹子 20g　生首乌 30g　玄参 15g　麦冬 12g　当归 10g　白芍 12g　桃仁 10g　郁李仁 15g

服上方 5 剂，大便已通。继服上方加太子参 20g、玉竹 20g、山楂 12g、谷麦芽 12g，共 15 剂后，大便通调，睡眠转安，纳谷增加。再予上方制成糖浆，善后调理。随访半年，情况良好。

（原载于《中医杂志》1989 年第 9 期　王柏枝）

三、芙蓉清解汤治疗尿路感染

芙蓉清解汤乃我院名老中医李丹初主任医师，根据自己几十年来的临床实践，所创制的治疗尿路感染疾病验方。近几年来，我们用此方治疗尿路感染 42 例，收到满意的疗效，并对此方进行了抗炎和抑菌作用的实验研究。现整理报告如下，以供同道参考。

1. 诊断标准

根据第二届全国肾脏病学术会议讨论修订的尿路感染的诊断标准：

（1）正规清洁中段尿细菌定量培养，菌落数 $\geq 10^5/$ mL。

（2）参考清洁离心中段尿沉渣白细胞计数 > 10/Hp，或有尿路感染症状者。

2. 临床资料

本组病例男性 7 例，女性 35 例，年龄最大 48 岁，最小 14 岁，以中青年发病较多。42 例均有不同程度的小便频数、淋漓涩痛等尿路感染症状。尿检：脓细胞（+）7 例、（++）22 例，（+++）以上 13 例；中段尿培养菌落数 $\geq 10^5/$mL 者 29 例，有致病菌生长。

3. 药物组成

芙蓉清解汤主要药物有：芙蓉花 15 ～ 30g，忍冬藤 20g，连翘 12g，蒲公英 30g，地丁 15g，板兰根 15g，车前草 15g，泽泻 15g，萹蓄 15g，木通 9g，黄柏 12g 等。

加减运用：尿检脓细胞增多，伴小便涩痛，重用芙蓉花；红细胞增多者加生地、生地榆凉血解毒；兼有少阳证候，加柴胡、青蒿、黄芩；若膀胱湿热明显，则重用忍冬藤、连翘、黄柏；如有心烦口渴，舌红少苔，脉细数者，可配用导赤散清心泄热；小便不利，大便秘结并见者，配伍芦荟；若女子外阴发痒，可选用地肤子、蛇床子等。

4. 疗效观察及治疗结果

本组尿路感染病例，症状完全消除者 35 例，消除时间最短者 4 天，最长者 21 天，平均为 7～8 天；尿检脓细胞完全消除者 32 例，最快 5 天，最慢 35 天，平均为 9 天；尿培养菌落数 ≥ 10^5/mL 的 29 例中，有 27 例恢复正常，培养无致病菌生长。

5. 治疗结果

本组痊愈 27 例，占 64.28%。好转 13 例，占 30.95%。无效 2 例，占 4.76%。

6. 典型病例介绍

吴某，女，46 岁。1985 年 10 月 17 日初诊。

患者因公外出，起居失常而发病。发热、寒战交作，T39℃，小便频急，赤涩胀痛，腰痛如折已 3 天，伴口干思饮。舌质红，苔黄，脉浮数。尿检：蛋白少许，脓细胞（+++），红细胞（+）。此乃湿热毒壅所致，证属热淋（尿路急性感染）兼少阳证候，治宜清热解毒、和解少阳为法。方以芙蓉清解汤加柴胡 10g、青蒿 12g、黄芩 15g、丹皮 12g。首服 3 付。

10 月 21 日复诊，热势已退，口干减，小便频数涩痛稍减，仍觉腰痛；舌质红，苔薄黄，脉弦数。尿培养结果为大肠杆菌生长，菌落计数结果 130000/mL。宗上方去柴胡、青蒿、黄芩，加六一散 30g，重用芙蓉花 30g、忍冬藤 30g。

10 月 25 日三诊，服上方后，小便频涩胀痛明显减轻，腹痛缓，唯觉胃脘不舒，纳少。尿检红细胞少许，脓细胞（＋）。继服上方，去六一散，加茯苓、甘草、鸡内金。

上方调理至 11 月 3 日，小便利，腰痛愈，纳谷增。宗原方加减 5 付。复查尿培养无细菌生长，菌落数正常，诸恙悉平。

7. 讨论与体会

尿路感染属于中医学"淋证"范畴，急性发作期类似"热淋""血淋"，慢性发作类似"劳淋"。其主要临床表现为小便频急、淋漓涩痛、小腹拘急痛引腰腹。结合现代医学检查，病例中尿检脓细胞明显增多，菌落计数 ≥ 10^5/mL，尿培养阳性。其发病机理，主要是肾虚膀胱湿热和毒邪壅滞所致。芙蓉清解汤针对湿热毒邪的根本病因而立。方中以芙蓉花为主药，盖芙蓉花功用凉血解毒，通涩消肿，药理对葡萄球菌，链球菌有明显抑制作用，与忍冬藤、蒲公英、板蓝根等联合使用，增强解毒祛邪的功效，再佐以车前、泽泻、萹蓄、木通、黄柏等大队清利湿热之品，合奏解毒祛邪、清利湿热之功。

为了有效地临床观察，我院中西医结合研究所药理研究室对该方剂进行了抗炎、免疫和抑菌作用的实验研究。结果显示本方具有减少炎性渗出、提高血清溶菌酶含量、促进抗 SRBC 抗体形成、增强巨噬细胞活性的良好作用，从而有利于消除尿道炎症和改善临床症状。

（原载于《湖北中医杂志》1990 年第 5 期　王柏枝）

四、专题笔谈：肾炎蛋白尿的治疗——益气健脾，滋阴补肾

蛋白是人体的精微物质，宜藏不宜泄。其漏泄于尿有多种因素，或

因正虚，或因邪实，正虚由脏腑功能失调，气血阴阳不足；邪实缘于湿热、风邪、瘀血等。对此，个人体会，正虚为其根本，而脾肾亏虚是其根本之因素。

治疗慢性肾炎蛋白尿重在培补脾肾，调理五脏，益气健脾、滋阴补肾为之根本法则。益气健脾药常选紫河车、黄芪、党参（或太子参）、白术、茯苓、山药等，滋阴补肾药习用桑椹、枸杞、首乌、菟丝子、肉苁蓉、巴戟天、仙茅、仙灵脾等，慎用大辛大热之品，同时配以当归、白芍、丹参养血活血，源于肝藏血，肾藏精，肝肾同源的生理特点。上述方药每日一剂，浓煎服用，日服 2 次，每次约 150 mL，或研末为丸，日服 3 次，每次 10g，，2 个月为一疗程。实践证明，此方对治疗慢性肾炎蛋白尿，改善肾功能有较好的疗效。

盖脾为后天之本，仓廪之官；肾为先天之根，精血之源。方中紫河车，系血肉有情之品，性味甘温，入肾经，益气养血，建功卓著，禀父母精气而成，得母子气血居多，故能峻补营血。与大剂量黄芪合用，加强益气生血之功，使精微生化有源，在滋阴补肾药中，本着阴中寓阳、阳中寓阴的原则，温阳护阴，燮理阴阳。选用菟丝子、肉苁蓉、巴戟天、仙茅、仙灵脾温而不燥，桑椹、枸杞、首乌滋而不腻，当归、白芍、丹参养血活血。全方俾使脾得健运，升清统摄，肾气得充，精关乃固，肝血得养，气血充足，以达先天生后天、后天助先天、固摄精血的作用。

治疗过程中当视其临床表现随证加减：若浊气上逆，郁滞咽喉，须佐以玄参、板蓝根或大青叶、连翘、黄芩之类以解毒利咽；若湿热内蕴又当急予公英、地丁、栀子、忍冬藤、地肤子、苡仁等清利解之；若感受风邪，当投桑叶、菊花、薄荷、防风等疏风解表；若有瘀血见症即可加用赤芍、川芎、泽兰、益母草活血通络。

（原载于《中医杂志》1991 年第 6 期　王柏枝）

五、排石汤加电针治疗胆囊炎胆石症 90 例疗效观察

我院自 1975 年开展中西医结合治疗胆囊炎胆石症 200 余例，有效率达 94%，但排石率仅占 13% 左右。近 2 年来，我们拟用排石汤加电针治疗 90 例，排石率提高为 67.7%。现报告如下：

1. 一般资料

本组病例均有胆囊炎胆石症的典型病史、体征，并经有关检查而诊断者。90 例中：男性 31 例，女性 59 例，年龄最小 13 岁，最大 70 岁，发病率以 20～50 岁者为多；胆囊炎胆石症 65 例，手术后残余结石 25 例；属湿热型 74 例，气郁型 8 例，毒热型 8 例。

主要症状及体征：发烧者 80 例，39℃以上者 3 例；腹痛者 90 例，其中剧痛 26 例；右上腹压痛或反跳痛者 8 例，巩膜黄染者 74 例；血象：白细胞总数在 1 万以上者 22 例，1.5 万以上者 2 例，2 万以上者 15 例。

2. 治法

根据右上腹或剑突下持续性疼痛、或剧烈绞痛、痛引肩背、腹壁紧张，有的局部可扪及包块（肿大的胆囊），伴发烧或寒热往来，口苦咽干、恶心、呕吐，不思饮食，巩膜皮肤黄染，大便秘结或不爽，小便黄浊或短赤，舌质红，苔黄腻或厚腻，脉多弦而滑数，此为湿热毒邪郁结胆腑，煎熬成石所致。治以清热利湿，疏肝理气，利胆排石。方药拟排石汤加味。

柴胡 15g　黄芩 15g　枳实 10g　广木香 10g　丹参 15g　郁金 10g

二花 15g　连翘 15g　茵陈 30g　金钱草 30g　乌梅 15g　大黄 15～30g（后下）

加减法：毒热重者，加栀子、板蓝根，重用二花、连翘；疼痛剧烈者，加元胡、川楝；腹胀，加厚朴；血瘀，加三棱、莪术等。上方水煎200mL，一次服下，服药后 2 小时，针刺右侧日月、期门穴，得气后加用 6805 针麻仪，疏密波 1 小时，起针后口服 50% 硫酸镁 50mL，每天一次，5 天为一疗程，疗程间可休息 1～2 天。

3. 疗效分析

（1）治疗标准

①治愈：结石排出，临床症状、体症消失，肝功能恢复正常，并经反复脂肪餐后而不痛者。

②好转：已有排石，但出院时尚有轻度症状体征者，或虽无排石，但症状体征消失者，化验检查基本正常。

③无效：临床症状不能控制，中转手术者。

（2）治疗效果

本组 90 例中，临床治愈 61 例，占 67.7%；好转者 20 例，占 2.2%；无效，中转手术者 9 例，占 10%，全组无死亡。治愈 61 例中，结石最多达百余粒，结石最大为 $3×1.8cm^3$、$2×2.5cm^3$，有棱形、菱角形、颗粒状及泥沙样等。

（3）排石依据

本组 61 例排石病例，皆以大便淘洗找到结石，并经治疗组医生集体鉴定证实者。

（4）排石观察

①排石与性别的关系：男性 31 例，排石 15 例，占 48.3%；女性 59

例，排石 46 例，占 77.9%，女性比男性排石率高。

②排石与年龄的关系：13～30 岁 23 例，排石 16 例，占 70%；31～50 岁 38 例，排石 26 例，占 68.4%；51 岁以上 29 例，排石 19 例，占 65.5%，以第一年龄组排石率略高。

③排石与病程的关系：1 年以内 21 例，排石 16 例，占 76.2%；1～5年 34 例，排石 24 例，占 70%；6～10 年 17 例，排石 10 例，占 60%；11 年以上 18 例，排石 11 例，占 61.1%，以一年内病程的排石率较高。

④排石与病种的关系：胆石症和残余结石排石率分别为 67.6%、68%，无明显差异。

⑤排石与辨证分型的关系：气郁型排石率占 50%，湿热型占 71.5%，毒热型占 50%，以湿热型排石率为高。

⑥排石与治疗次数的关系：治疗在 1 周以内排石 52 例，占 85.2%；2 周以内排石 8 例，占 13.1%。在一周以内排石的 52 例中，2～4 天排石 43 例，占 82.7%，说明病例在 1 周内为排石高峰，而 1 周内排石时间又以 2～4 天为最多。

（5）主要症状及体征消失时间表

主要症状	例数	最短（天）	最长（天）	平均（天）
体温恢复正常	71	2	16	4.3
白细胞恢复正常	46	4	22	8+
腹痛消失	80	3	31	7+
压痛消失	80	4	32	8.5
巩膜黄染消失	66	4	34	8

4. 病例介绍

例一   张某，女，47 岁，社员。住院号 4360。

因右上腹痛伴呕吐、发烧、黄疸 7 天，于 78 年 8 月 7 日入院。检查：体温 39℃，脉搏 120 次 / 分，血压 110/70mmHg；巩膜皮肤黄染，右上腹饱满，腹肌紧张，压痛，反跳痛明显，可扪及肿大的胆囊、平脐，莫非氏征阳性，黄疸指数 18 个单位，GPT360 个单位；脉弦滑数，舌质暗，苔黄腻。诊断胆囊炎胆石症（湿热型）。拟排石汤加三棱、莪术、赤芍，配合电针疗祛。2 天后排出食指头大黄褐色 $2×1.5cm^3$ 结石一枚，还有豆大、泥沙状结石；3 天后，体温正常；5 天后，黄疸消退，上腹部软，无压痛。住院 10 天，脂肪餐三次无不适反应，痊愈出院。

例二   胡某，女，37 岁。住院号 3572。

因畏寒、高烧 40℃，右上腹剧痛入院。痛引肩背，呕吐黄色苦水，小便短赤，大便秘结。检查：体温 38℃，脉搏 100 次 / 分，血压 80/50mmHg；脉象弦而细数，舌质红，苔黄干；急性痛苦面容，神志尚清，检查合作，巩膜皮肤黄染，右上腹剑突下压痛、反跳痛明显，腹肌紧张，莫非氏征阳性。实验检查：白细胞 17400/ mm3，中性 80%，黄疸指数 17 个单位，二氧化碳结合 38.08% 容积，非蛋白氮 30mg%。诊断：胆石症并中毒性休克（毒热型）。治疗除及时补液纠酸外，中药则以大剂量泻火解毒、清热利胆，用排石汤加栀子、板兰根，重用二花、连翘等药，日夜连服 2 剂，血压回升至 100/60mmHg，次日加电针疗法，第 3 日大便多次排出拇指头大土黄色 $2.5×2cm^3$ 结石 1 枚。4 天后，体温恢复正常，黄疸消退，压痛消失，继用疏肝扶脾调理。共住院 8 天，经多次脂肪餐验证，痊愈出院。

5. 体会

（1）胆囊炎胆石症属中医"心胃痛""胁痛""黄疸"等范畴。中医学认为，胆附于肝，胆为"中清之府""六腑以通为用""不通则痛"。胆石病多因肝气郁结、湿热内蕴、胆汁滞留、煎熬成石所致。结合现代观点，认为胆道急性梗阻是发作的关键，细菌感染是梗阻的严重后果。因此，治疗中要注意解除梗阻，即符合"通则不痛"的道理；务必根据其病情发展演变，做到主次分明，标本突出，攻守不误，佐使不失。运用清热利湿、行气开郁、攻下排石为主法，佐以活血化淤、安蛔驱虫等。上述汤方即基于此，方用柴胡、黄芩、大黄泄热利胆，茵陈、金钱草利湿通淋，枳实、郁金、丹参、广木香行气活血，二花、连翘清热解毒，配以乌梅酸敛安蛔，共奏清利湿热、控制感染、改善胆管功能，恢复胆的"中清不浊"和"通降下行"之效能，促进胆汁分泌量增加，胆道内压相对增高，再加上电针日月、期门等募穴疏通肝胆经气以及口服硫酸镁的泻下作用，促进胆囊的收缩和括约肌的舒张，使结石下移而排出。

（2）适应证选择的范围：过去对毒热型胆石症患者，一般都中转了手术，近两年来，我们在严密观察的情况下，对 8 例毒热型患者采用了排石汤加电针疗法，结果排石者 4 例，例数虽少，但可以说明毒热型病例在休克早期，可在做好手术准备的前提下，及时纠正脱水、酸中毒，有效地控制感染和休克，而排石汤内重用清热泻火之药，亦有排石治愈的可能，上述病例之二就说明了这一点。

（3）据各地报道，采用中西医结合治疗胆石症均以"湿热型"的排石率最高，我们治疗的这组病例亦是如此，"湿热型"的排石率占71.6%，说明确有一定规律，其原因，可能是此型相当于胆石症急性发作阶段，由于胆道梗阻，胆汁滞留，淤积增多，造成胆压升高，胆管扩张，此时以排石汤加电针疗法，"因势利导"，促使结石的排出。我们认识到这一规律后，在临床上就采用了化静为动，争取转型，由限制高脂高蛋白饮食改为鼓励进高脂高蛋白饮食，致其转化为"湿热型"，不失时机地予以通下排石，因而提高了临床排石率。即使是毒热型，也可以采取有效措施，力争向"湿热型"方面转化，减少中转手术，从而达到排石治愈之目的。

（原载于《湖北中医杂志》1981 年第 1 期　王柏枝）

六、运用下法为主治疗急性胰腺炎 28 例临床报告

急性胰腺炎是由于胰腺消化液作用于胰腺本身和胰腺周围组织引起的炎症，为常见急腹症之一。中医学虽无此病名，但根据临床表现可归属于"结胸""肝胃气痛""胃院痛"等范畴。以往多以抑制胰腺分泌为主的"饥饿疗法"进行治疗，疗效不够理想。我院自 1975 年以来，采用中医下法为主治疗急性胰腺炎 28 例，无 1 例死亡，取得了满意的效果。现报告如下：

1. 一般资料

（1）临床表现

①症状：本组 28 例患者均有腹痛，腹痛的部位绝大多数发生在中上腹或左上腹部，亦有偏右上腹部者，其中 6 例腹痛稍轻，22 例腹痛比较严重。28 例中有恶心呕吐者 27 例，体温在 38℃以上者有 16 例。

②体征：本组 28 例均有腹部压痛，中等度以上者 22 例，腹肌紧张者 18 例，其中腹肌明显紧张者 4 例。

（2）化验检查

血清淀粉酶检查不全，尿淀粉酶测定（温氏法）28 例中，256 单位

者 6 例，512 单位者 6 例，1024 单位者 7 例。白细胞计数大多数患者皆增高至 $10×10^9$/L，（10～20）×10^9/L 13 例，$20×10^9$/L 以上者 2 例；嗜中性白细胞 70%～80% 者 14 例，81%～90% 者 10 例。

（3）性别

男性 6 例，女性 22 例。

（4）年龄

最小者 18 岁，最大者 61 岁，其中以 20～40 岁较多。

（5）病程

发病后 1 天内入院者 1 例，2 天内入院者 9 例，3 天以上者 8 例。

（6）分类

根据压痛和肌紧张范围、体温、白细胞、血压及脉搏等改变，分为轻、中、重三度（按新急腹症学分类法）。本组 28 例患者轻度 6 例，中度 18 例，重度 4 例。

2. 临床分型

根据临床特点，中医辨证可分三型。

（1）肝郁气滞型　中上腹部或左上腹部阵发性疼痛或窜痛，有恶心或呕吐，无腹胀，舌质淡红，苔薄白或薄黄，脉弦细。

（2）脾胃实热型　满腹疼痛拒按，口干渴，尿短赤，大便秘结，舌质红，苔黄厚或干，脉多弦数。

（3）脾胃湿热型　上腹胀痛、拒按，口苦干，尿短赤，或有黄疸，舌质红，苔黄腻，脉多弦滑。

3. 治疗方法

根据上述临床分型，本组病例多属脾胃实热型，故以泄热通便为主，佐以理气破积，并随症加减。视病情每日煎服 1～2 剂。

（1）方药组成　大承气汤加味

大黄 15 ～ 30g（后下）　芒硝 15g（冲服）　枳实 20g　厚朴 10g　柴胡 20g　黄芩 10g　白芍 15g　茯苓 10g　甘草 5g

（2）加减法

腹痛重者，加玄胡、川楝子；呕吐甚者，加法夏、竹茹、赭石等；合并胆囊炎胆石症者，加茵陈、金钱草、蒲公英等。

治疗过程中，不强调禁食，有食欲者可进普通流质饮食。初入院患者视病情或呕吐情况予以补液，纠酸，注意水和电解质的平衡。

4. 治疗效果

（1）临床症状：主要症状消失时间见下表。

主要症状消失时间

主要症状	消失天数							合计
	1	2	3	4	5	6 ～ 10	11 天以上	
腹痛			4	7	10	5	2	28
呕吐	8	15	4					27
发热	1	5	6	6	3	3	1	25

（2）白细胞、淀粉酶检查，出院复查均恢复正常。

（3）住院天数：本组病例住院时间在 4 ～ 6 天者 10 例，7 ～ 10 天者 8 例，11 ～ 15 天者 8 例，16 天以上者 2 例，平均住院天数为 9 天。

（4）治疗结果：28 例全部治愈，无 1 例死亡。

5. 典型病例

例一　林某，女，20 岁。住院号 5742。因饱食菱角和包面饺后，中上腹持续性疼痛 2 天，伴频繁呕吐，于 1978 年 11 月 1 日入院。

检查：体温 38.8℃，血压 120/70mmHg；脉弦数，舌质红，苔黄厚中干；痛苦表情，腹肌紧张，腹部隆起，全腹有压痛及反跳痛，以中上腹部为甚，大便三日未解；白细胞 8000/mm³，中性 78%，尿淀粉酶 1024 单位（温氏）。腹腔穿刺抽出淡红色液体，镜检：红细胞（+++），白细胞（++++），脓细胞（+）；胸腹透视，膈下未见明显游离气体。诊断为急性出血性胰腺炎，重型。即补液、纠酸，次日体温略降至 38.5℃，症状、体征如前，大便仍未解。中医辨证为脾胃实热，治宜泄热通腑，理气破积。方以大承气汤加味，一日 2 剂，第 3 日续服上方 3 剂，大便通下数次，疼痛缓解，体温降至 37.6℃。守方 2 天，改为一日 1 剂，病情逐步好转，但自觉头昏乏力，调整治则，拟调理肝脾，佐以行气活血之品。8 天后，症状、体征消失，精神恢复，痊愈出院，共住院 10 天。

例二　王某，女，29 岁。住院号 5700。因食肥肉，突发上腹部疼痛 1 天，伴呕吐入院。

体检：体温 37.4℃，血压 100/50mmHg；脉弦滑，舌苔黄腻；腹肌轻度紧张，大便一日未解，腹部胀痛，中上腹部为甚，左上腹部有明显压痛；白细胞 15400/mm³，中性 83%，尿淀粉酶 1024 单位（温氏）。诊断为急性水肿性胰腺炎。中医辨证为脾胃湿热型，证为痞、满、燥、实而坚不甚。故入院后于上方去芒硝，枳实、厚朴略减其量，一日 2 剂。第 3 日大便通、量多，体温正常，腹痛明显缓解，左上腹部轻度压痛，遂以调理肝脾、行气导滞。住院 6 天，症状、体征消失，痊愈出院。

6. 体会

（1）本组 28 例患者，均有心下疼痛、拒按、恶心呕吐，腹胀便秘，舌红苔黄，脉象弦数或弦滑等症，如并发胆囊炎胆石症，疼痛可引及胸胁，其诱因多与饮食不节，寒热失调有关。28 例患者中既往有胆道病史者占 50%。中医学虽无胰腺炎病名，但根据上述发病特点，与"结胸""胃脘痛"等相类似。

（2）"下法"是中医"八法"之一。早在金元时代，张子和对下法就提出了独特见解，认为治病应着重驱邪，"邪去则正安，不可畏攻而养病"。明代吴又可深明下法的原理，认为诸经之邪均可与肠胃形成阳明腑实证，因此，不论伤寒、温疫，只要邪气一入于胃，都可用下法，凡邪在胃肠、燥屎内结，脘腹硬满急结，邪热相搏以及停痰留饮，宿食冷积或瘀血等邪正俱实之证均可应用。然下法分有寒下、温下、润下、攻补兼施等，具体应用又有峻下、轻下、缓下之别，应根据病症轻重和病情缓急、病程长短、体质强弱选择而用。

本组病例采用寒下峻泻之法，方用大承气汤加味治疗，取得了满意的效果，显示了中医药治疗急腹症的重要作用。方中大黄气味最猛，能破实结；芒硝味咸性润能软坚，有助大黄之力；更辅以枳实破气，厚朴宽中，四药合用起到峻下热结、通腑导滞的作用。再加柴胡、黄芩疏肝清热、茯苓利湿消肿，连翘通诸经而解毒，白芍、甘草缓急止痛。

（3）急性胰腺炎的症状特点之一就是腹痛腹胀、大便不通。中医学认为，疼痛的基本原因是气机受阻，气滞则不通，所谓"通则不痛，痛则不通"就是这个道理。不通的原因多为积滞、郁结，因此治疗重点是宣通气机，解除实热。临床采用大承气汤加味，其意寓大承气通便泄热，破结除满，伍以疏肝理气、利湿止痛之品，有机配伍，使得气机调达，大便通行，病情往往得到迅速缓解。实践证明，腑气一通，痛随利减，热随利出，毒随利解，积随利行，肿随利消，从而加深了对"六腑以通为用"治则的认识和理解。

（原载于《江西中医药》1981 年第 2 期　王柏枝）

七、黑变病治验

胡某，女，46 岁，社员。1980 年 4 月来诊。

主诉：面色黧黑，肌肤甲错，月经闭止 3 年余，伴全身瘙痒 2 月。

患者 1976 年产第四胎后月经闭止，随即颜面、额部皮肤变为灰黑色，并逐渐加重，延至颈部、腰腹、四肢背侧等也均呈灰黑。1976 年病理切片，表皮部分棘层变薄，基底细胞液化变性，下方为噬色素细胞及游离色素。临床诊断为黑变病。曾多方求医，治疗无效。患者自觉肢冷指麻，头昏心慌，神疲乏力，脘部如冰，纳少便溏，腰骶酸胀，小溲混浊。近 2 月全身瘙痒，坐卧不安，苦不堪言。

诊见：面色黧黑，精神萎靡，表情淡漠，短气少言；上下肢呈弥漫性均匀一致之青灰色或灰黑色素沉着，腰部上下呈网状色素沉着，全身皮肤干燥脱屑，大腿内侧皮肤有块状血痂；舌质淡暗、边有齿印，苔薄腻，脉沉细弱。

证属元阳虚衰，脾肾亏损，气滞血瘀。首当温中健脾，活血化瘀。拟方：

党参　焦术　苡仁各 15g　炙草 6g　丹参 30g　干姜　制附片　桃仁　红花　山楂各 10g

服上方 15 剂，脘冷减，纳食增，精神好转但身痒无明显退势，皮肤沿血管有如蚁行，舌质淡暗，苔薄而腻，脉沉细、较前有力。宗前方加肉桂 6g，加服大黄䗪虫丸，日服 2 次，每次 1 丸。

三诊：服上方 20 剂，脘部冰感消失，纳食佳，大便基本成形，全身瘙痒亦有缓解。依上方加减：

制附片　故子　红花　桃仁各 10g　巴戟　熟地　菟丝子　枸杞各

12g　党参　焦术各 15g　肉桂　炙草各 6g　黄芪 20g　丹参 30g

大黄䗪虫丸服用同前。先后服上方 45 剂，肌肤干燥变润，面部灰黑色退之八九，脱屑好转，肢末转温，身痒亦止。经复 4 天净，神佳体健，往返 20 余里无头昏心慌乏力之感。再拟养血补肾，益气健脾之品。

黄芪 20g　党参　焦术　山药　女贞各 15g　熟地、菟丝子、枸杞各 12g　故子　鹿胶（烊化）　当归　陈皮各 10g　丹参 30g

调理巩固，随访至今，一切正常。

按语： 皮肤黑变病，多因肾阴亏损，精血不足，气滞血瘀而发，治宜温肾壮阳。本病例由生活失宜，房劳损伤，过度耗遗而来，故首以温中健脾，拟附子理中汤加味，即取其后天济先天，先天资后天之效。二诊之后即取阴阳互根、阳中寓阴之意，用制附片、肉桂以温肾壮阳，巴戟、菟丝、故子以增其力，配以熟地、枸杞育阴滋肾。然久病沉疴，沉积不除，病难全却，故在温肾壮阳、益气补脾的同时，佐以活血通络，消瘀破血，始终配伍大黄䗪虫丸而获效果。瘙痒一症，亦需辨证施用，本例系由误投凉血清热之法而加剧，诊其痒亦为阳虚瘀阻所致，故以温阳通瘀之法，中病即止。

（原载于《湖北中医杂志》1982 年第 6 期　王柏枝）

八、王柏枝主任医师应用泻肝法治验举隅

王柏枝是湖北省中医院主任医师，肾病专家，全国名老中医李丹初教授学术继承人。从医 40 余载，临床诊疗肾疾病积累了丰富经验，治疗疑难杂症亦有独特见解，效验颇好。笔者随师侍诊，受益匪浅，现撷其治疗疑难杂症验案 3 则介绍如下。

1. 乳漏

郑某，女，29岁。2000年5月8日初诊。

乳漏不止1周。患者同年春节生育1女，产后哺乳不足，遂食猪蹄肉、鸡汤、鲫鱼、黄花菜等营养补品，以助滋发。3月后乳汁量多自溢，胸襟尽湿，日不能卧，夜不能寐。曾在某医院住院以中西医结合治疗，予以输液、能量合剂，内服补脾固摄中药，乳汁仍漏下不止。

诊见：表情苦楚，情绪易怒，乳汁如雨珠滴滴而下（昼夜不止），胁胀口苦，纳呆，尿黄短，舌质红、苔黄腻，脉弦滑。证属土虚木旺，湿热壅盛。治以清肝泄热祛湿，方以龙胆泻肝汤加减。处方：

龙胆草　柴胡　当归各10g　黄芩　白茅根　生地黄　泽泻　车前草各12g　甘草8g　木通9g　栀子15g　白花蛇舌草20g

每天1剂，水煎服。

二诊：服3剂，小便量增多，胁胀减轻，乳汁漏下减少。药已对症，守方去木通，加白芍12g。

三诊：服药5剂，乳漏大减，睡眠较安，苔薄黄。此乃湿热渐退，肝旺渐平，治以疏肝扶脾法。处方：

柴胡　车前草　当归　陈皮各10g　白芍　枳壳　香附　牡丹皮　栀子　泽泻　白茅根各12g　郁金　茯苓各15g

5月下旬四诊：精神佳，乳漏止，诸恙悉平。上方去柴胡、车前草、泽泻、白茅根，加白术、木香各10g，砂仁（后下）7g，扶脾健胃，服15剂善后。

按语：乳漏常责之脾气虚损、统摄失职。前医所用补脾固摄法，犹如扬汤止沸，漏不能止。究其因乃肝经湿热壅盛所致，故实则泻肝，釜底抽薪，先拟龙胆泻肝汤直折肝经湿热，加白茅根、白花蛇舌草导湿热从小便而出。二诊加白芍柔肝缓急，以除苦寒燥湿伤阴之弊。实火退，湿热清，适时调理脾胃，以资巩固。全方药证合拍，故收全功。

2. 口疮

胡某，男，42岁。2001年9月8日初诊。

患口疮数年，每年发作数次，常与饮食不节、情志不遂有关，此次发病较前重。诊见：口腔溃疡，唇腮俱肿，灼热痛甚，口唇难张，进食困难，只能进流质饮食，由唇缝慢啜，伴胸胁郁闷，口苦，小便黄，大便秘结，脉弦数，因张口困难苔色难察。证属肝郁化火，湿热熏蒸。治宜泻肝利胆，清热解毒，方用龙胆泻肝汤合凉膈散加减。处方：

龙胆草　车前草各12g　栀子　黄芩　生地黄　泽泻　连翘　金银花各15g　柴胡　大黄（后下）　牡丹皮各10g　黄连　甘草各8g

每天1剂，水煎服。

二诊：服药5剂，大便通调，唇腮灼热肿痛减轻，口唇可轻微张开，能进食米粥面条。守方去柴胡、泽泻，加玄参、麦冬、白芍各12g。

三诊：又服5剂，口腔溃疡明显好转，肿痛消，口唇张开如常。上方去大黄、龙胆草、黄连，加当归、桑椹调理善后。随访1年未复发。

按语：本例因饮食不节，素喜肥甘厚味，脾胃湿热壅积，又因情志不畅，肝郁化火循经上乘，致口腔溃疡。方用龙胆泻肝汤直折肝火，合凉膈散荡涤肠道积热，酌加金银花、连翘解毒清热，使二便通利，热毒下行。后以玄参、麦冬、白芍养阴清热之品调治。方药对证，收效甚捷。

3. 赤眼

肖某，女，22岁。2003年5月11日初诊。

双目红赤、灼热、痒痛3天。患者3天前发病，两眼红赤、灼热、痒痛交作，眵多黏稠，晨起难睁，大便秘结，小便黄，舌红、苔黄腻，脉弦数。曾用抗生素眼膏、眼药水治疗，目红赤痒痛不减。证属风热合袭，肝火上炎。治宜清肝泻火，凉血解毒。方以龙胆泻肝汤加减。处方：

龙胆草　大黄（后下）　车前草各10g　栀子　生地黄　泽泻各15g　板蓝根　连翘各20g　牡丹皮　黄芩　菊花各12g　薄荷（后下）7g

每天1剂，水煎服。

二诊：服药3剂，大便已解，两目灼热疼痛减轻，仍目红赤眵多。守方，去薄荷、大黄，加黄连、桑叶、白蒺藜各10g。

三诊：又服5剂，目红赤渐退，痛消痒止，眼眵渐少，能睁目。守方，去龙胆草，加桑椹、枸杞子，调治半月，诸恙悉平。

按语： 本例乃风热侵袭，表里同病，热毒上冲所致。肝开窍于目，故以清肝泻火、祛风止痒、通腑解毒法，使药力直达病所。后酌加清肝滋肾之品，使里热清，热毒解，风热散，肾阴足，肝木平，病乃痊愈。

（原载于《新中医》2006年9月第38卷第9期　贾晓俊）